Rolfe Birch

**Peripheral Nerve Injuries: A Clinical Guide**

# 周围神经损伤
# 临床诊疗指南

编　著　〔英〕罗尔夫·伯奇

译　者　刘小林　郑灿镔

天津出版传媒集团
天津科技翻译出版有限公司

著作权合同登记号：图字：02-2014-393

图书在版编目(CIP)数据

周围神经损伤临床诊疗指南 / (英) 罗尔夫·伯奇
(Rolfe Birch) 编著；刘小林，郑灿镔译.—天津：
天津科技翻译出版有限公司，2021.8
书名原文：Peripheral Nerve Injuries: A
Clinical Guide
ISBN 978-7-5433-4121-0

Ⅰ.①周… Ⅱ.①罗… ②刘… ③郑… Ⅲ.①周围神经系
统疾病-诊疗-指南 Ⅳ.①R745-62

中国版本图书馆 CIP 数据核字(2021)第 102403 号

中文简体字版权属天津科技翻译出版有限公司。

授权单位：Springer-Verlag GmbH
出　　版：天津科技翻译出版有限公司
出 版 人：刘子媛
地　　址：天津市南开区白堤路 244 号
邮政编码：300192
电　　话：(022)87894896
传　　真：(022)87895650
网　　址：www.tsttpc.com
印　　刷：天津新华印务有限公司
发　　行：全国新华书店
版本记录：890mm×1240mm　32 开本　9 印张　270 千字
　　　　　2021 年 8 月第 1 版　2021 年 8 月第 1 次印刷
　　　　　定价：98.00 元

# 中文版前言

虽然周围神经外科起源于 19 世纪,但直到 20 世纪 60 年代中期才随着手术显微镜和显微器械、显微缝线的使用而取得显著进展。然而由于周围神经解剖和功能的特殊性及损伤后病理过程复杂,周围神经损伤,特别是缺损造成的神经组织缺失及功能丧失后遗症,一直是创伤外科、显微外科的难题之一,至今仍然缺少令人满意的解决方法。

本书深入浅出地介绍了周围神经系统的解剖和功能,周围神经损伤与恢复的病理生理过程,各类周围神经损伤的特点和发病机制,相应的临床和实验室评估,以及手术操作技术。作者是周围神经领域著名的 Rolfe Birch 教授,他是伦敦大学学院神经矫形外科教授、伦敦帝国理工学院神经内科客座教授、多家国家级医院骨科和神经科顾问,在处理严重神经损伤方面拥有丰富的经验,已发表 140 多篇相关医学研究论文并出版了相关书籍。他的学术研究得到了国际社会的认可。

作者认识到熟练掌握肢体的大体及微观解剖知识,对周围神经领域的工作人员非常重要,故本书开篇章节对其进行了详细的介绍。我们相信临床工作者需要掌握大量正常神经和损伤神经再生的基本生理规律,这对于指导解决临床问题具有深远意义。同时本书详细介绍了周围神经损伤的临床诊疗思路和处理方式,可以作为一本经典的教科书。本书中介绍的相关内容对实验室研究也具有很高价值。本书向读者展示了作者处置周围神经损伤患者的体会和行之有效的治疗方法，可为有志于挑战周围神经系统主要疾病处理的医疗工作者提供极大帮助。

中山大学附属第一医院

# 目　录

# 第 1 章

# 周围神经系统：解剖和功能

重述一些经常被研究生误解的事实似乎是必要的[21]。

神经系统的作用就是让人体通过其内部结构与外部环境保持联系，随时对外部环境的变化做出相应的反应。中枢神经系统——颅脑及其延续的脊髓——连接外周的周围神经系统。后者包括脑神经，脊神经及其神经根和分支，周围神经和自主神经系统的周围部，交感神经，副交感神经系统，以及肠神经系统[16]。周围神经包括运动神经纤维(进入骨骼肌内的运动终板)、感觉神经纤维(由分布在皮肤、肌肉、肌腱、骨膜、骨与关节的神经纤维发出)、传出自主纤维至血管、汗腺和立毛肌，以及内脏传入神经纤维。从来就没有一个系统可以在这么小的组织内集中如此强大的功能。颈髓约2cm宽，1.5cm长，包含众多从颈部下传控制躯体功能和内脏功能的信息传输通道。由于含有较多的结缔组织，周围神经内相应地含有较少的功能性组织，但在成人的上臂分离出5mm直径的正中神经已经可以非常有效地支配手部和前臂的功能。

12对脑神经起自颅脑和脑干部。其中第2对脑神经，视神经实际上是起源于中枢神经系统。31对脊神经中包括8对颈神经、12对胸神经、5对腰神经、5对骶神经和1对尾神经。脊神经由脊髓发出。每对脊神经都是经腹侧较大的运动神经根和背侧感觉神经根进入或离开脊髓 (图1.1和图1.2)。每个感觉神经根进入脊髓前可分成几个细根，并分布在脊髓的后外侧沟。而前根较少分成多个细根，只在接近脊髓时才发出细根。由于成人的脊髓仅止于第1腰椎水平，故神经根从上到下都是斜向走行。在第

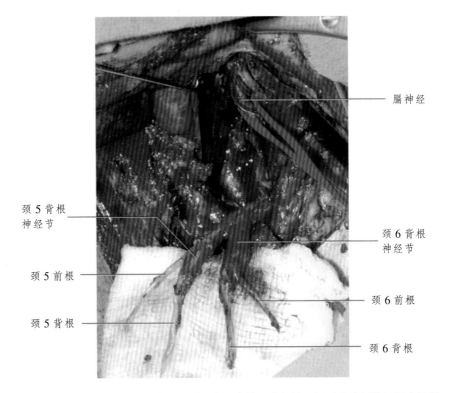

膈神经

颈 5 背根
神经节

颈 6 背根
神经节

颈 5 前根

颈 6 前根

颈 5 背根

颈 6 背根

图 1.1　第 5、6 对颈神经从脊髓撕脱下来。脊神经背侧神经根要比腹侧神经根容易辨别。注意背侧神经节，神经根硬膜与脊髓外膜和脊神经本身是合在一起的。在背侧细根近端的细小组织有可能是脊髓的一部分(下部)。

1 腰椎以下的脊髓圆锥是由腰骶及尾神经根形成皮带样，类似马的尾巴形状(马尾神经)。

　　组成前根的纤维胞体大多位于脊髓白质的前角，而那些位于背侧神经节的后根纤维则位于椎间孔旁。当它们接近椎间孔时，由脊神经分成两个根发出，并在椎间孔外分成前后支(图 1.3)。

　　自主神经系统经常被描述成由交感神经系统、副交感神经系统和肠丛三部分组成[16]。在每个系统中，节前纤维都是由脑干和脊髓里的胞体发出。这些纤维通过神经节后换成节后纤维，支配心肌、平滑肌和腺体。大部分的内脏同时由交感神经和副交感神经支配，而肠丛的胞体位于肠壁内。

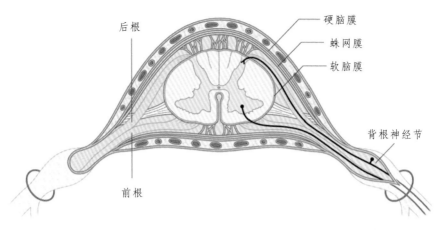

图 1.2　显示神经根在脊髓的起点，背侧神经节的连接点，神经出脊髓处。

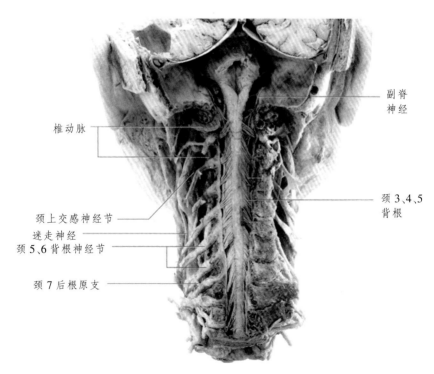

图 1.3　通过椎板切除显露脑干和颈髓。副脊神经由后根前侧经过，进入颈静脉孔，与迷走神经和舌咽神经伴行。椎动脉位于脊神经前侧。

# 1.1　脑神经

　　第 1 对脑神经是嗅神经,发挥嗅觉功能。第 2 对是视神经,发挥视觉功能。后者是中枢神经系统的延续。第 3、4、6 对神经控制涉及眼球运动的肌肉。第 5 对神经(三叉神经)有广泛的运动和感觉功能,控制下颌肌肉、传达面部皮肤表情、支配口腔和鼻腔黏膜,并支配可能是来自面部的表浅肌肉。支配舌部和颊黏膜感觉的舌神经与下牙槽神经极其容易在进行口腔和颌部手术时受到损伤。第 7 对神经(面神经)支配面部和颈部的浅层肌肉。由于其走行特点,极其容易在三个部位受到损伤:颅内段、骨内段(颞部岩部)及颞外段。第 8 对神经(听神经)负责传导听觉和平衡觉。第 9 对神经(舌咽神经)传导来自咽峡部和舌后部感觉,拥有较少的运动功能。第 10 对神经(迷走神经)有着广泛的分支和功能,其起作用的大部分功能是副交感神经。运动分支支配咽部肌肉,感觉分支支配咽部感觉。其喉返神经发自其上行支,在支气管和食管之间走行,并与甲状腺和甲状旁腺的关系密切。

　　第 11 对神经(副神经)的脊髓根起自分布在第 2~5 和第 6 颈髓段的副神经脊髓核[5]。这些胞体位于白质前角的背外侧部分。这些纤维节段性发自脊髓的每个层面,经过不断汇合后在齿状韧带后方经枕骨大孔进入颅腔(图 1.4)。在颅腔内,与胞体起自疑核的颅根短暂汇合,经过颈静脉孔穿出颅腔。穿出颅腔后又分开,颅根进入迷走神经,脊髓根斜行进入颈部支配胸锁乳突肌和斜方肌。脊副神经经过颈后三角,特别容易被手术医生损伤。它位于胸锁乳突肌的下方大约距头侧 5mm 处,耳大神经刚好从肌肉前方经过。

　　第 12 对神经(舌下神经)经枕骨的舌下神经管穿出颅骨,支配舌内肌和舌外肌(一块肌肉除外)。虽然人类的舌头肌肉有感受器,但是似乎大部分的传导在舌神经内。味觉由面神经的纤维(舌的前 2/3)和舌咽神经的纤维(舌的后 1/3)支配。在颈部的上段,舌下神经有两个上颈髓的前支加入。但很快就分开形成舌下神经袢,支配舌骨下肌。

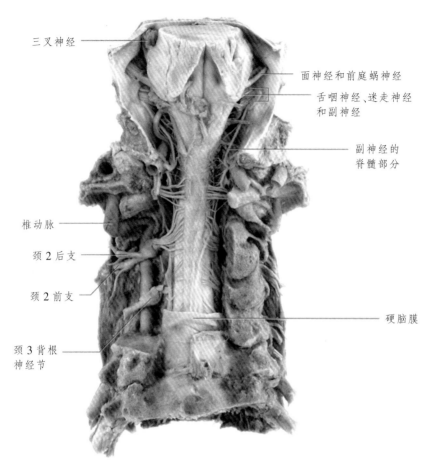

三叉神经

面神经和前庭蜗神经

舌咽神经、迷走神经和副神经

副神经的脊髓部分

椎动脉

颈 2 后支

颈 2 前支

硬脑膜

颈 3 背根神经节

图 1.4　切除后侧骨性结构后显示脊髓和脑干的连接处。第 1 颈神经几乎是呈直角从脊髓发出。

## 1.2　脊神经

### 1.2.1　前支

　　颈丛是由最开始的 4 个颈神经的前支构成，支配颈部、部分面部的皮肤感觉和颈部的部分肌肉。第 4 颈神经前支中的一支与来自第 3 和第 5

颈神经前支一起组成膈神经,进入胸腔,运动纤维支配膈肌的运动,感觉神经纤维分布于胸膜、心包以及膈下面的部分腹膜(图 1.5 和图 1.6)。

最下方的 4 个颈神经前支和第 1 胸神经前支的大部分纤维交织组成臂丛,位于颈部下方和锁骨后方(图 1.7)。臂丛的各个分支是支配上肢的重要神经。上肢最近端的肌肉由前支的分支支配;中部的肌肉由神经干和侧束的分支所支配;肢体本身的肌肉由主要的终末支支配,即正中神经、尺神经、肌皮神经、桡神经和腋神经。神经支配具有一定的节段性模式:最近端的肌肉由越靠上的前支分支支配;越远端的肌肉由来自第 8 颈神经和第 1 胸神经的分支支配。这种节段性模式在皮支的支配中更加明显(图

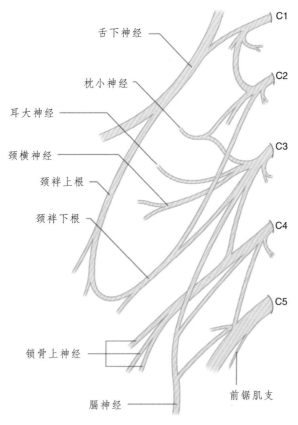

图 1.5　右侧颈丛及其分支(以感觉支为主)。

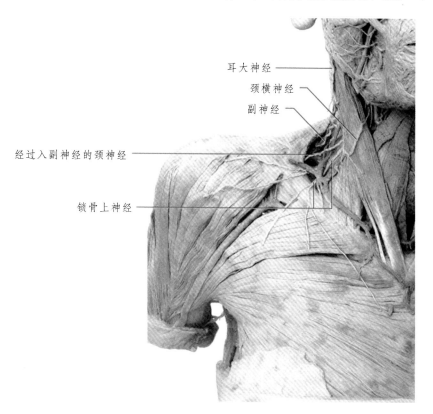

耳大神经

颈横神经

副神经

经过入副神经的颈神经

锁骨上神经

图 1.6 右颈丛的解剖关系。

1.8 和图 1.9)[28]。颈神经根的支配就是神经干的支配模式。因此,在神经支配从颈部皮肤过渡到躯干的过程中, 前侧由第 4 颈神经到第 2 胸神经支配,后侧由第 5 颈神经到第 1 胸神经支配。

臂丛最重要的解剖和功能变化是神经根分成前后股。前股分成外侧束和内侧束。后股合成后侧束。外侧束和内侧束支配屈曲肌群,而后侧束支配伸肌群(图 1.10 至图 1.15)。

臂丛及其分支在个体间差异很大:每根神经的组成各不相同;每根主干神经的起源和形成各不相同;某些个体的第 5 颈神经体积很大,第 1 胸神经很小,而其他个体可能情况相反。每根主干神经的皮肤绝对支配区范

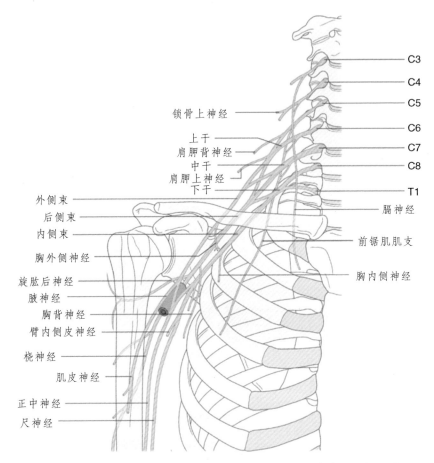

锁骨上神经

上干
肩胛背神经
中干
肩胛上神经
下干

外侧束
后侧束
内侧束
胸外侧神经
旋肱后神经
腋神经
胸背神经
臂内侧皮神经
桡神经
肌皮神经
正中神经
尺神经

C3
C4
C5
C6
C7
C8
T1
膈神经
前锯肌肌支
胸内侧神经

图 1.7　右侧臂丛。注意解剖结构的顺序：根、干、股、束、支；注意神经干有上、中和下干，根据神经束与腋动脉的位置关系，有外侧、内侧和后侧束，但这种位置关系实际上经常有变异。

围很小，且位置和范围存在一定程度的变化。第 4 颈神经和第 2 胸神经的支配范围存在着变化：通常它们的支配区都比较小，但偶尔第 4 颈神经可以支配重要的喙肱肌[5]。

　　正中神经、尺神经和桡神经支配手部的皮肤。前两条神经支配掌面皮肤；三者均对背侧皮肤起支配作用。正中神经支配手掌桡侧皮肤、拇指、示指、中指和环指桡侧的皮肤及其背侧皮肤。尺神经支配手掌尺侧皮肤、小

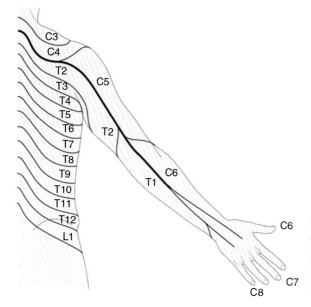

图 1.8 右上肢后侧皮肤感觉的大致分布图。(From *Aids to the examination of peripheral nervous system* 4thed. By kind permission of Dr. Michael O'Brian and Elsevier Ltd)

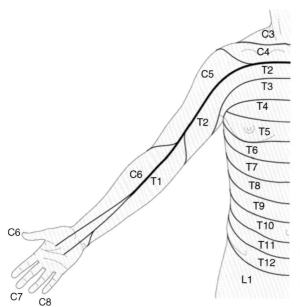

图 1.9 右上肢前侧皮肤感觉的大致分布图。(From *Aids to the examination of peripheral nervous system* 4thed. By kind permission of Dr. Michael O'Brian and Elsevier Ltd)

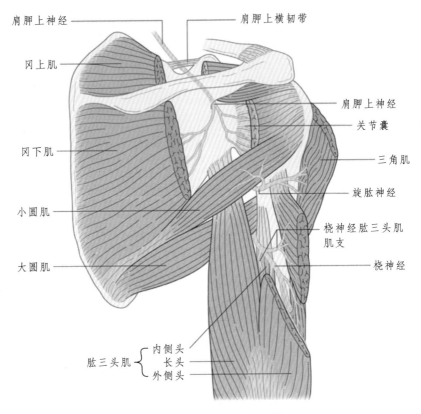

图 1.10　右侧腋神经和肩胛上神经。

指的掌侧、环指尺侧、手掌尺侧半、小指和环指的背侧,以及中指近端尺侧的背侧皮肤。桡神经支配手背桡侧皮肤、拇指和示指的近端,以及中指桡侧。针头或手术刀可能损伤皮肤感觉神经末梢而导致疼痛,这种损伤还不至于损伤神经的重要功能(图 1.16 和图 1.17)。

临床上要重视周围神经分布支配差异,特别是对于由脊神经形成的臂丛,其分布支配差异尤为重要。至少有 1/3 的患者在 C5、C6 和 C7 完全损伤,只有第 1 胸神经完好的情况下,手指背伸功能仍非常有力。

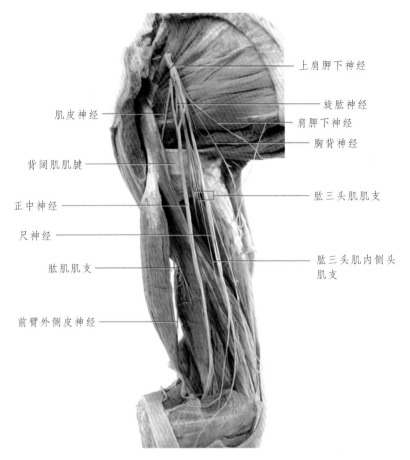

**图 1.11　右侧腋部和上臂的主要神经。**

上肩胛下神经
旋肱神经
肩胛下神经
胸背神经
肱三头肌肌支
肱三头肌内侧头肌支

肌皮神经
背阔肌肌腱
正中神经
尺神经
肱肌肌支
前臂外侧皮神经

## 1.2.2　胸神经前支

　　第 2~6 胸神经前支支配肋间肌,前壁和外侧胸壁的皮肤。第 1 胸神经大部分进入臂丛。第 2 胸神经大部分为肋间壁神经,支配腋部和上臂内侧的皮肤感觉。接下来的 6 支胸神经前支从肋间隙到腹前壁,支配相应的皮肤和肌肉。最下方的神经向膈肌外侧提供感觉纤维。最下方的胸腹支(第12 支),有时称为肋下神经,是较大的一支,与第 1 腰神经的髂腹支相连。

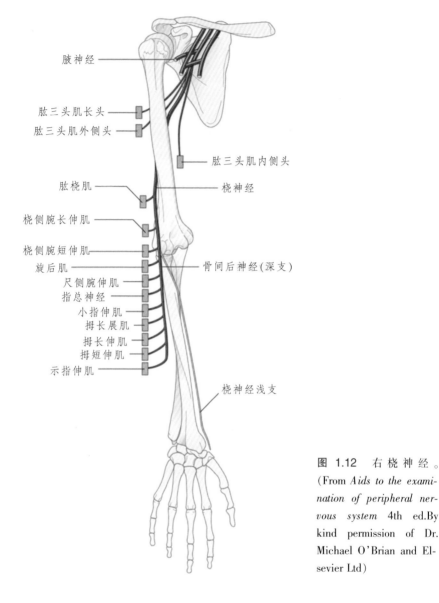

腋神经

肱三头肌长头

肱三头肌外侧头

肱三头肌内侧头

肱桡肌

桡神经

桡侧腕长伸肌

桡侧腕短伸肌

旋后肌

骨间后神经(深支)

尺侧腕伸肌

指总神经

小指伸肌

拇长展肌

拇长伸肌

拇短伸肌

示指伸肌

桡神经浅支

图 1.12 右桡神经。(From *Aids to the examination of peripheral nervous system* 4th ed.By kind permission of Dr. Michael O'Brian and Elsevier Ltd)

## 1.2.3 腰神经前支和骶神经前支(图 1.18)

第 1 腰神经前支发出两支主要的皮支和第三支皮支的一部分。髂腹下神经、髂腹股沟神经和生殖股神经相对应地支配臀部、腹股沟和大部

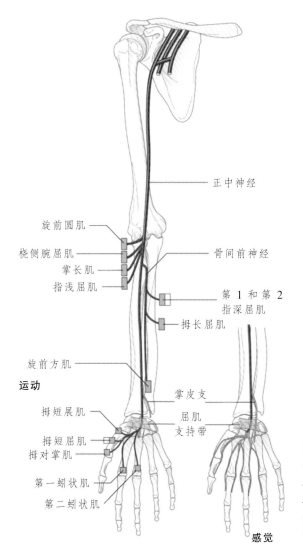

正中神经

旋前圆肌

桡侧腕屈肌

掌长肌

指浅屈肌

骨间前神经

第 1 和第 2
指深屈肌

拇长屈肌

旋前方肌

**运动**

掌皮支

屈肌
支持带

拇短展肌

拇短屈肌

拇对掌肌

第一蚓状肌

第二蚓状肌

**感觉**

图 1.13　右侧正中神经。
(From *Aids to the examina-
tion of peripheral nervous
system* 4th ed.By kind per-
mission of Dr. Michael
O'Brian and Elsevier Ltd)

分外阴部皮肤区域(图 1.19 和图 1.20)。第 2、3、4 腰神经前支组成腰丛,
支配大腿皮肤,以及大腿前侧和内侧肌群。腰丛在位于腰大肌前方和腹膜
后方形成,其终末支位于腹壁壁层下方。部分走行于腰大肌外侧,部分走
行于腰大肌内侧。最主要的终末支是股神经,由腰大肌外侧缘穿出,伴行
股血管外侧,在腹股沟韧带下方进入大腿上方,分成前支和后支,支配大

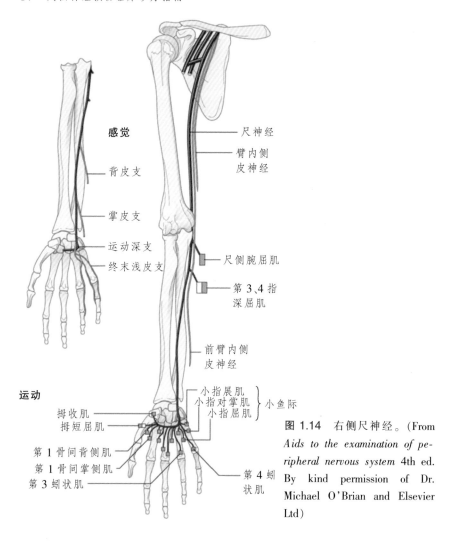

**感觉**

背皮支

掌皮支

运动深支

终末浅皮支

尺神经

臂内侧
皮神经

尺侧腕屈肌

第3、4指
深屈肌

前臂内侧
皮神经

**运动**

拇收肌

拇短屈肌

第1骨间背侧肌

第1骨间掌侧肌

第3蚓状肌

小指展肌
小指对掌肌　小鱼际
小指屈肌

第4蚓
状肌

图 1.14　右侧尺神经。(From *Aids to the examination of peripheral nervous system* 4th ed. By kind permission of Dr. Michael O'Brian and Elsevier Ltd)

腿前侧皮肤、股四头肌及缝匠肌,后支分出隐神经伴行股动脉由膝上方进入股管,支配小腿和足部内侧皮肤。闭孔神经从腰大肌内侧缘发出,经过骨盆外侧壁由闭孔进入大腿,分为前、后两支,支配内收肌和大腿内侧皮肤。

　　腰骶干由第4腰神经前支的部分纤维和第5腰神经前支的所有纤维组成,在腰大肌内侧缘发出后,下行进入骨盆与第1、2、3骶神经一起在骨

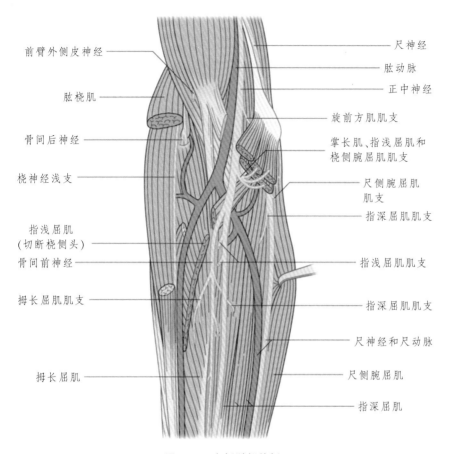

前臂外侧皮神经

肱桡肌

骨间后神经

桡神经浅支

指浅屈肌
(切断桡侧头)

骨间前神经

拇长屈肌肌支

拇长屈肌

尺神经

肱动脉

正中神经

旋前方肌肌支

掌长肌、指浅屈肌和
桡侧腕屈肌肌支

尺侧腕屈肌
肌支

指深屈肌肌支

指浅屈肌肌支

指深屈肌肌支

尺神经和尺动脉

尺侧腕屈肌

指深屈肌

图 1.15　右侧肘部前侧。

盆的后外侧壁形成骶丛(图 1.21 和图 1.22)。

　　骶丛的分支支配会阴区和下肢的大部分。全身最粗大的神经——坐骨神经,经坐骨大孔穿出盆腔,经过髋关节后侧下行于大腿后侧。坐骨神经主干有两个主要的成分,它们在功能和解剖上有很大区别(图 1.23 至图 1.28)。胫神经支配小腿内侧肌,起自腘窝的中线,下行至小腿的后侧,支配后侧的浅深肌群。其中有一条重要和非常有用的分支——腓肠神经,起自腘窝上段,下行于腓肠肌内外侧头之间,进入小腿近端的深筋膜内。通常腓总神经有分支加入腓肠神经,偶尔这条分支比胫神经发出的分支

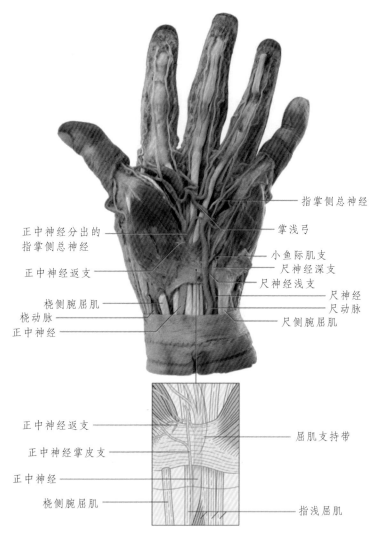

指掌侧总神经

掌浅弓

小鱼际肌支

尺神经深支

尺神经浅支

尺神经

尺动脉

尺侧腕屈肌

正中神经分出的
指掌侧总神经

正中神经返支

桡侧腕屈肌

桡动脉

正中神经

正中神经返支

正中神经掌皮支

正中神经

桡侧腕屈肌

屈肌支持带

指浅屈肌

**图 1.16**　左手正中神经和尺神经。插图显示腕部正中神经和掌皮支正常的走行。

还要大得多。但腓肠神经完全起自腓总神经仍不多见。腓肠神经经跟腱外侧缘前行,分布于足背外侧缘的皮肤。胫神经由内踝后方进入足底后,形成足底内侧神经和足底外侧神经两大终末支,支配足内在肌和足底皮肤。腓总神经支配小腿的外侧肌,它离开大腿中线后向外下走行,绕腓骨颈后

桡神经浅支　前臂外侧皮神经

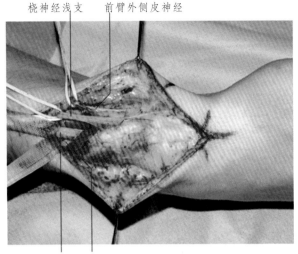

桡侧腕长伸肌　桡侧腕短伸肌

图 1.17　术中显露右侧腕部桡神经浅支终末支和前臂外侧皮神经。

侧,分成腓深神经和腓浅神经。前者进入小腿前筋膜室,支配小腿前群肌,并最终分布于趾短伸肌和第 1、2 趾蹼背侧的皮肤(图 1.29 和图 1.30)。腓浅神经(肌皮神经类型)在腓骨长肌上段深面下行,支配腓骨长短肌,终末支在小腿远端深筋膜处穿出,支配足背和踝关节前外侧的皮肤。

　　骶丛的近端分支支配臀肌及会阴部肌肉和皮肤。臀上神经起自梨状肌上方,支配臀中肌、臀小肌和阔筋膜张肌。臀下神经起自梨状肌下方,支配臀大肌。阴部神经从坐骨大孔离开骨盆,经坐骨小孔进入会阴管,进入会阴部,支配会阴部的皮肤和肌群。与上肢情况类似,神经对肌肉,特别是皮肤具有明显的节段性支配。躯干和会阴部的神经也具有节段性支配特点, 所以躯干到会阴部之间皮肤也是从第 3 腰神经到第 3 骶神经皮支呈节段性支配。足部的皮肤是由下肢除闭孔神经外的其他主要神经支配(图 1.31 和图 1.32)。跖面由胫神经经足底分支支配;内侧面由股神经的隐神经分支支配;外侧面由胫神经的腓肠神经分支支配,而足背由腓总神经的腓浅腓深神经支配。所以下肢皮肤感觉末梢的轻微损伤,处理起来要比上肢麻烦得多。

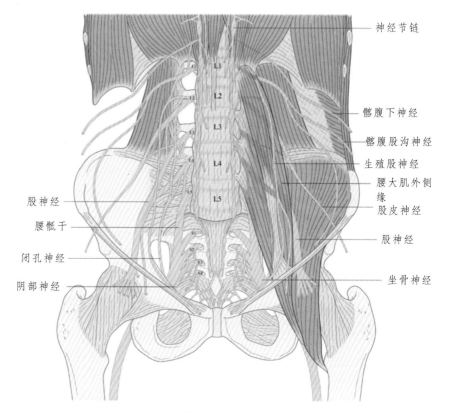

神经节链

髂腹下神经

髂腹股沟神经

生殖股神经

腰大肌外侧缘

股皮神经

股神经

坐骨神经

股神经

腰骶干

闭孔神经

阴部神经

**图 1.18    股神经和骶丛以及交感神经链。**

## 1.2.4   脊神经后支

　　脊神经后支通常要比前支细小。大部分可分成内外侧支,支配部分颈部和躯干后侧的皮肤和肌肉。后支不支配四肢。

　　最上端的 3 支脊神经后支与最下端的 5 支不同, 主要是支配头部后侧区域。第 1 颈神经的后支,实际上比前支粗大,主要支配寰椎和枕部之间的肌肉。第 2 颈神经后支是颈神经后支中最粗大的一支,同样比其前支粗大, 自寰椎后弓和枢椎椎板之间发出后分为较大的内侧支和较小的外侧支。内侧支又称为枕大神经,分布于头皮后侧的皮肤。其发出点与寰枢关节的后侧比较靠近。第 3 颈神经后支又称为第 3 枕神经。最后的 5 支颈

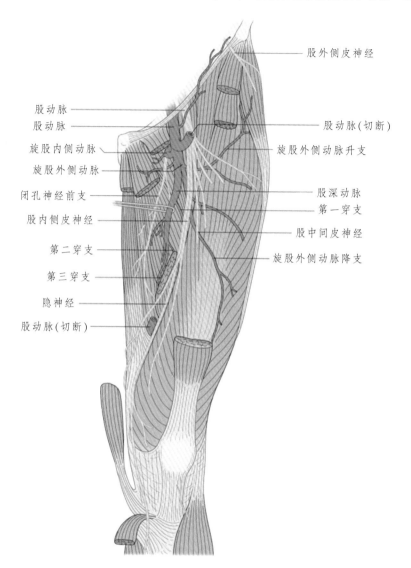

股外侧皮神经

股动脉

股动脉

股动脉(切断)

旋股内侧动脉

旋股外侧动脉升支

旋股外侧动脉

闭孔神经前支

股深动脉

第一穿支

股内侧皮神经

股中间皮神经

第二穿支

旋股外侧动脉降支

第三穿支

隐神经

股动脉(切断)

图 1.19　左侧股神经。

神经后支支配椎体后肌，其中第 4 和第 5 后支的内侧支还支配皮肤。

胸神经后支也同样穿过椎间关节(椎骨关节突关节)的后外侧，支配椎体后肌和胸背皮肤。腰神经后支也有相似的解剖关系，但只有前 3 支支

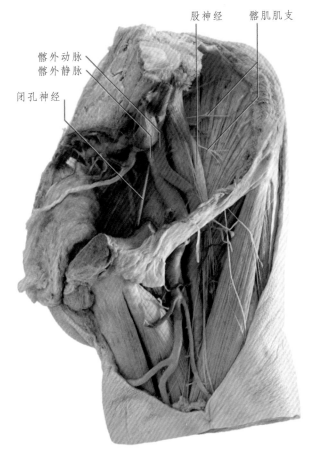

股神经　　髂肌肌支

髂外动脉
髂外静脉

闭孔神经

图 1.20　左侧股神经。

配皮肤。骶神经后支很细小,仅支配小范围的肌肉和骶骨皮肤。

# 1.3　自主神经系统

　　交感和副交感神经系统是以起源细胞和靶器官之间存在换元为特征。在交感神经系统中,换元位于椎旁节或椎前节;在副交感神经系统中,它们是器官旁节和器官内节(图 1.33)。

a

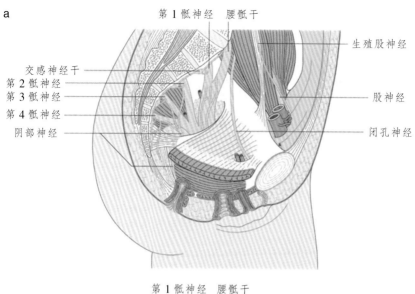

第 1 骶神经　腰骶干

生殖股神经

交感神经干
第 2 骶神经
第 3 骶神经
第 4 骶神经
阴部神经

股神经

闭孔神经

b

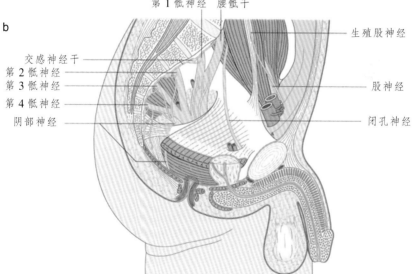

第 1 骶神经　腰骶干

生殖股神经

交感神经干
第 2 骶神经
第 3 骶神经
第 4 骶神经
阴部神经

股神经

闭孔神经

图 1.21　左侧骶丛的解剖关系。(a)女性骨盆。(b)男性骨盆。

骶 2 和骶 3 神
经的前支联合

骶 1 神经
的前支

腰骶干

骶 4 神经的
前支

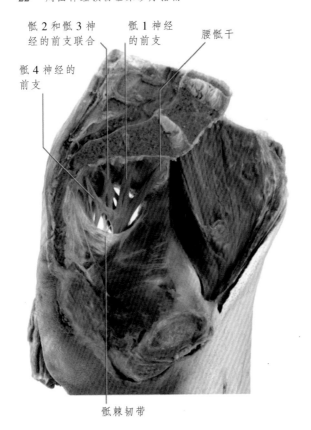

骶棘韧带

图 1.22    左侧骶丛。

## 1.3.1    交感神经系统

交感神经的传出神经纤维节前细胞是位于第 1 胸椎到第 2 腰椎水平的脊髓外侧角的灰质。大部分神经节位于椎旁交感神经链,沿着脊柱纵轴从上至下分布, 其他则位于腹腔的自主神经丛。通常每侧有 2 个颈段、1 个颈胸段(星状神经节)、11 个胸段、4 个腰段、5 个骶段或盆神经节。神经节前的有髓鞘自第一胸神经到第 2 腰神经发出的纤维进入颈胸、胸和上两段腰神经节白支内。这些纤维在相应神经节或沿着神经链上下行进入其他神经节或在自主神经丛内的一个神经节内进行换元。脊神经由相应的椎旁神经节发出,途经由无髓鞘神经纤维组成的灰质。神经纤维可以直

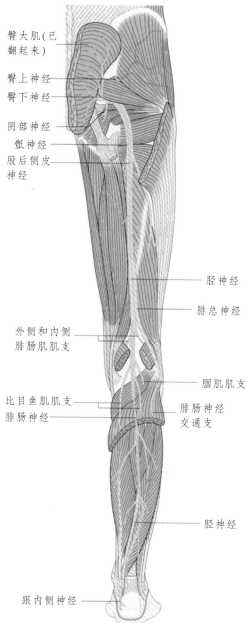

臀大肌(已翻起来)

臀上神经

臀下神经

阴部神经

骶神经

股后侧皮神经

胫神经

腓总神经

外侧和内侧腓肠肌肌支

腘肌肌支

比目鱼肌肌支

腓肠神经

腓肠神经交通支

胫神经

跟内侧神经

图 1.23 右侧骶神经及其在下肢的主要分支。

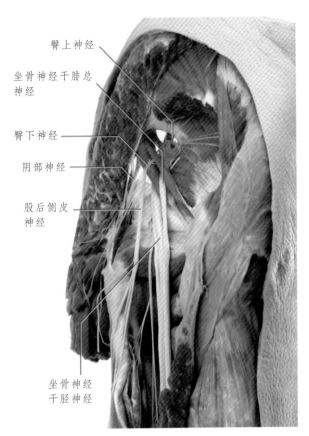

臀上神经

坐骨神经干腓总
神经

臀下神经

阴部神经

股后侧皮
神经

坐骨神经
干胫神经

图 1.24 右侧坐骨神经
及其两条主要分支:腓总
神经和胫神经。腓总神经
在这具标本上清晰可辨,
其与胫神经分离后,独自
从梨状肌穿过,这是一种
常见的解剖变异。

接从自主神经丛发出到靶器官。传入纤维的胞体位于背根神经节内,它们
之间的纤维换元位置尚不明确。

　　支配头部和颈部的交感神经主要来自胸神经的头三支,穿出颅后,在
颈神经节进行换元,分布于血管、汗腺,特别是瞳孔放大肌、眼眶平滑肌纤维
和上睑提肌。大部分支配眼部肌肉主要是来自第一胸段的神经(图 1.34)。

　　支配上肢的交感神经主要来自第 2~6 胸段。神经纤维沿颈髓中段和
颈胸段星状神经节之间的神经链上行,并在臂丛起始神经的灰交通支内
进行换元。

　　支配下肢的交感神经来自胸段的最后三支和腰段的前两支,神经纤

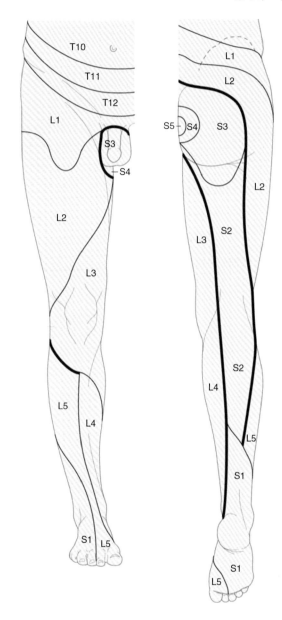

**图 1.25**　右侧下肢皮神经支配大致分布图。(From *Aids to the examination of peripheral nervous system* 4th ed. By kind permission of Dr. Michael O'Brian and Elsevier Ltd)

维通过白交通支进入第 1 和第 2 腰神经节后，在神经链内下行，并在腰和骶神经节内换元，分布于腰和骶神经的灰交通支内(图 1.35)。

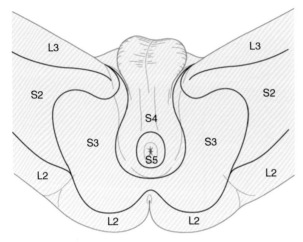

图 1.26　会阴部皮神经支配大致分布图。(From *Aids to the examination of peripheral nervous system* 4th ed.By kind permission of Dr. Michael O'Brian and Elsevier Ltd)

## 1.3.2　副交感神经系统

　　副交感神经系统的传出纤维起自中脑的细胞核团、部分后脑和脊髓的骶段。节前纤维分布在第3、7、9和10对脑神经以及第2~4骶神经。其中最后一对起自盆内脏神经,其节前纤维在器官内或附近的神经节交换神经元。副交感神经的作用在于抑制心脏、膀胱和肠道肌肉运动和小血管的扩张。交感和副交感神经功能的控制中枢位于下丘脑细胞核,这些细胞核接受更高级中枢的调节。来自下丘脑的纤维大多自脊髓白质外侧角下行[27]。支配瞳孔括约肌和睫状肌的副交感神经纤维经睫状神经节换元后加入动眼神经(Ⅲ);支配泪腺、下颌下腺和舌下腺的副交感神经纤维经由下颌下神经节加入面神经;支配腮腺的副交感神经纤维加入舌咽神经(Ⅸ)。

　　主要的内脏神经丛有心丛、肺食管丛、腹腔丛、肠系膜丛和腹下丛。它们来自颈和颈胸神经节、中下胸神经节(胸内脏神经)、腰神经节(腰内脏神经)和骶神经节。这些神经丛含有交感神经和副交感神经。迷走神经(第10对脑神经)是胸部和腹部的副交感神经纤维,以及盆腔的第2~4骶神经的副交感神经纤维的主要起始神经。交感神经传出系统的激活可以引起出汗、小血管的收缩和立毛肌的收缩。而内脏神经的激活可以引起心脏兴

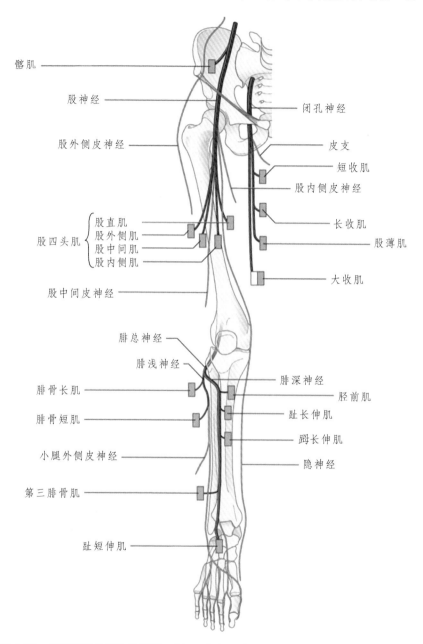

图 1.27　右侧下肢前侧神经解剖。(From *Aids to the examination of peripheral nervous system* 4th ed.By kind permission of Dr. Michael O'Brian and Elsevier Ltd)

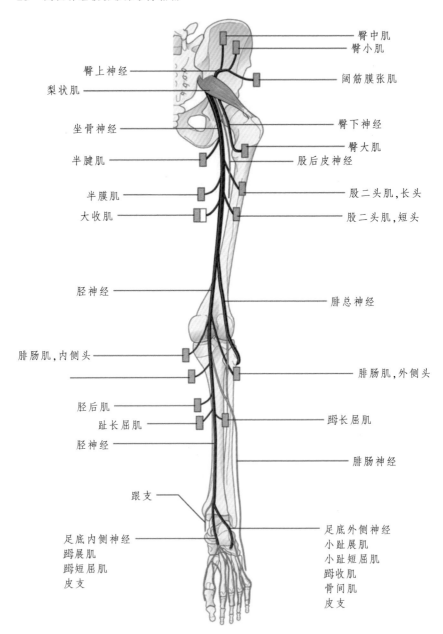

臀中肌
臀小肌
臀上神经
阔筋膜张肌
梨状肌
坐骨神经
臀下神经
臀大肌
半腱肌
股后皮神经
半膜肌
股二头肌,长头
大收肌
股二头肌,短头
胫神经
腓总神经
腓肠肌,内侧头
腓肠肌,外侧头
胫后肌
跗长屈肌
趾长屈肌
胫神经
腓肠神经
跟支
足底外侧神经
小趾展肌
足底内侧神经
小趾短屈肌
跗展肌
跗收肌
跗短屈肌
骨间肌
皮支
皮支

图 1.28　右侧下肢后侧神经解剖。(From *Aids to the examination of peripheral nervous system* 4th ed.By kind permission of Dr. Michael O'Brian and Elsevier Ltd)

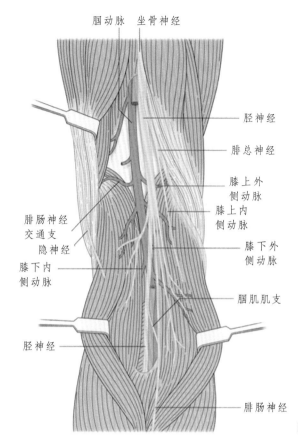

胭动脉　坐骨神经

胫神经

腓总神经

膝上外侧动脉

膝上内侧动脉

腓肠神经交通支
隐神经

膝下内侧动脉

膝下外侧动脉

胭肌肌支

胫神经

腓肠神经

**图 1.29　右侧胭窝。**

奋和括约肌的收缩(见第 1.10.6 节)。

# 1.4　肌骨系统的损伤导致神经的损伤

由于部分周围神经的解剖位置关系导致其在骨骼损伤中极易遭受损伤。骶孔骨折尤其容易累及骶神经。在肘关节接近骨面的主要三大神经容易因骨骼外伤而受累。股骨头向后侧移位容易损伤坐骨神经干。

腋神经走行于腋窝疏松的脂肪组织中，并在以肩胛下肌筋膜作为顶边,以大圆肌作为尾边,以喙肱肌作为外侧边的四边孔入口处与旋肱后动脉伴行,由于血管神经束相对固定,所以肱骨头向前移位和旋肱后动脉的

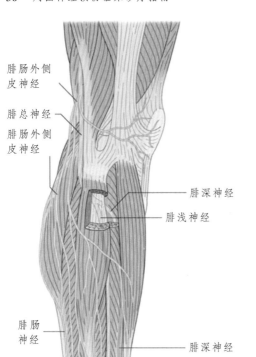

腓肠外侧
皮神经

腓总神经
腓肠外侧
皮神经

腓深神经

腓浅神经

腓肠
神经

腓深神经

腓浅神经

小腿筋膜

第一足趾趾
神经背侧支

跟外侧支

腓深神经皮支

**图 1.30**　右侧腓总神经的走行
和分支。

出血都会压迫到神经。桡神经在肱三头肌外侧头和进入肌间隔入口处之间相对固定,肱骨干骨折极易损伤桡神经。高达 30% 的病例的腓总神经经过梨状肌,并紧密贴合梨状肌上方和腓骨颈下方。故股二头肌的筋膜和肌腱部分可以压迫到该神经。腓深神经径直进入小腿前室。

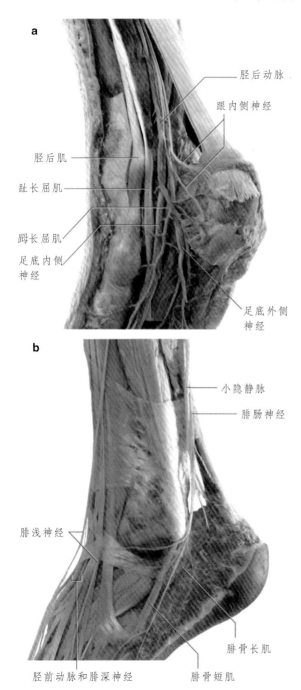

**图 1.31**　(a)右踝内侧观。
(b)左踝和足跟外侧观。

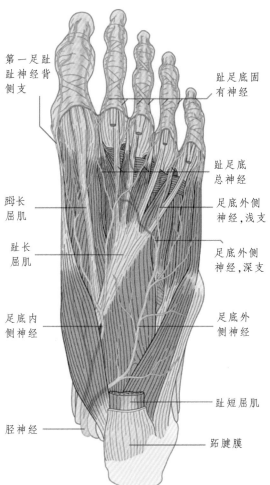

第一足趾趾神经背侧支

趾足底固有神经

趾足底总神经

足底外侧神经,浅支

足底外侧神经,深支

拇长屈肌

趾长屈肌

足底内侧神经

足底外侧神经

趾短屈肌

胫神经

跖腱膜

**图 1.32 左侧足底。**

　　在某些位置上，围绕主要神经和血管的筋膜边缘或血管的出血极其容易卡压神经,造成神经缺血。C7、C8 和 T1 神经根的前支进入颈后三角后,就被一个狭小的空间所包绕。这个空间是由第一肋骨后缘、颈椎横突和肩胛提肌筋膜围成的。神经走行于具有坚韧筋膜的前斜角肌和中斜角肌之间。其中椎前筋膜可压住走行于前斜角肌的膈神经。椎前筋膜在椎前方相当发达,也形成了颈后三角的底边,并包绕着 C7、C8 和 T1、膈神经、

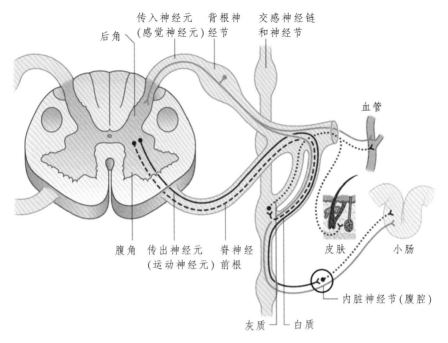

图 1.33    脊髓和神经节链内传出(红色)和传入(绿色)的自主神经路径。

颈交感神经链、锁骨下动脉和椎动脉。可以注射 10~20mL 的液体至椎前筋膜,以诱导局部阻滞,但可能会压迫进入脊髓孔内形成脊髓前动脉的根动脉。

上臂从腋窝到肘窝的内侧筋膜间隙由坚韧的内侧肌间隔和腋动脉鞘组成。在该区域进行局部阻滞操作造成出血压迫,是锁骨下神经丛病的主要原因,而在该区域的一些闭合损伤或贯穿伤也极其容易导致血管和神经损伤。前臂掌侧骨筋膜室肿胀可导致骨间前神经及其伴随血管的损伤(图 1.36)。尺神经在前臂远 2/3 处的疏松筋膜间隙内与尺动脉伴行。腓深神经在小腿前筋膜室与终末动脉(胫前动脉)伴行(图 1.37)。与尺动脉和尺神经的位置关系类似,胫神经在小腿远端 1/2 处的筋膜鞘内与胫后动脉伴行。血肿进入髂肌上方厚筋膜深面时容易压迫股神经。同样,股三角区出血也特别容易累及该神经(图 1.38)。

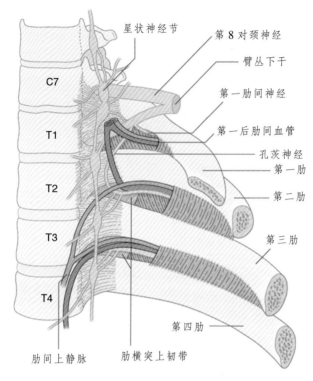

星状神经节

第 8 对颈神经

臂丛下干

第一肋间神经

第一后肋间血管

孔茨神经

第一肋

第二肋

第三肋

第四肋

肋间上静脉　　肋横突上韧带

图 1.34　颈胸神经节 (星状神经节)的解剖关系。

## 1.5　神经元

神经系统的基本结构单位是神经元，是由神经胞体及其树突和延伸出来的细长部分——轴突所组成。神经元是神经系统中唯一具有传导神经冲动的结构。神经胞体之间没有直接连接，而是通过一个胞体的轴突终末作为通信的特异性接头——突触连接(图 1.39)。神经元不仅是一个结构单元，也是一个营养单元。在神经成熟或损伤时起到营养支持作用。这种作用是通过神经营养因子来实现的。

### 1.5.1　神经营养因子

Windebank 和 MacDonald[45]将生长因子定义为通过细胞表面受体结合方式，影响细胞增殖、生长和分化的细胞外可溶性高分子。大部分神经

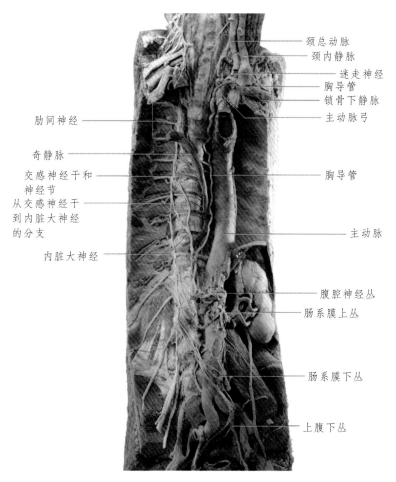

颈总动脉
颈内静脉
迷走神经
胸导管
锁骨下静脉
主动脉弓

肋间神经

奇静脉

交感神经干和
神经节
从交感神经干
到内脏大神经
的分支

内脏大神经

胸导管

主动脉

腹腔神经丛
肠系膜上丛

肠系膜下丛

上腹下丛

图 1.35　胸腔及腹腔内自主神经。

营养因子都是在诸如皮肤、肌肉等组织中产生,通过轴突运输的快速向心成分转运至神经胞体的多肽物质。通过切断神经,中断该运输系统可导致神经中枢的细胞死亡,这种作用在未成熟的神经系统和接近神经元细胞体的轴突断裂时影响更为严重。目前已知有三个生长因子家族[6,45]。

1.经典的神经营养素,包括神经生长因子(NGF)、脑源性神经营养因子(BDNF)、神经营养素 3~7(NT3、4、5、6、7)(图 1.40)。NGF 是由是包括角

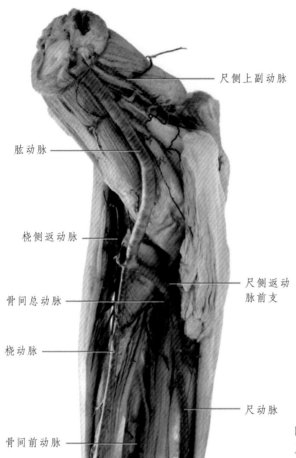

尺侧上副动脉

肱动脉

桡侧返动脉

骨间总动脉

桡动脉

骨间前动脉

尺侧返动脉前支

尺动脉

**图 1.36** 肘部侧支血管及其伴随的神经,该标本为左侧肘部。

质细胞、黑色素细胞、血管平滑肌细胞、睾丸和卵巢细胞、内分泌和外分泌组织所产生的。NGF 可以与交感神经元和背根神经节上小直径神经元表达的高亲和力酪氨酸激酶受体(p140-TrkA)互相起作用。神经损伤后,在其他组织上的细胞,包括施万细胞和成纤维细胞均可合成和分泌 NGF。经实验改造为 TrkA 缺陷小鼠的热感受和伤害感受性神经元不会发育,但注射 NGF 后出现热性和机械性痛觉过敏。这是由炎性反应引起的表达上调,在伤害感受病理生理过程中起到关键作用[2]。BDNF 在轴突切断后支

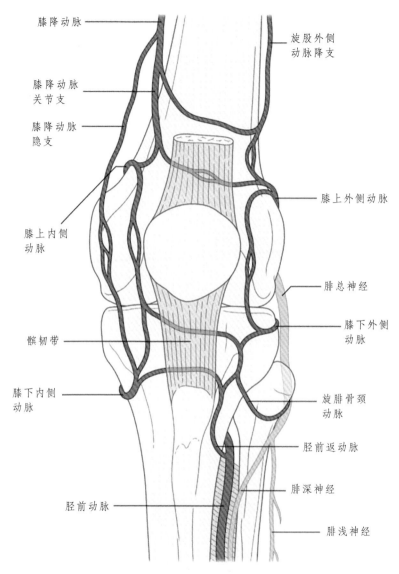

膝降动脉

膝降动脉
关节支

膝降动脉
隐支

膝上内侧
动脉

髌韧带

膝下内侧
动脉

胫前动脉

旋股外侧
动脉降支

膝上外侧动脉

腓总神经

膝下外侧
动脉

旋腓骨颈
动脉

胫前返动脉

腓深神经

腓浅神经

图 1.37　膝关节的侧支循环较差。这幅图显示的是左膝。

持和保护运动神经元的作用比较明显。神经营养素 3(NT3)主要是在肌
梭、梅克尔细胞和高尔基腱器中表达。神经营养因子与酪氨酸激酶 C 受体

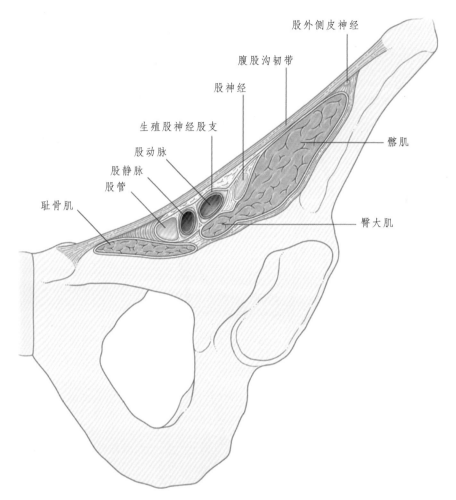

**图 1.38** 腹股沟韧带深面的股神经和血管。这幅图显示的是左侧腹股沟区。

(TrkC)特异性结合。经基因改造,缺乏这种受体的小鼠将丧失本体感受器。

2.由神经胶质细胞合成的其他神经营养因子。这些因子很可能支持和营养胚胎中脑和脊髓运动神经元。胶质细胞源性神经营养因子(GDNF)与高亲和性的酪氨酸蛋白激酶受体 c-Ret 相结合(图 1.41)。睫状神经营

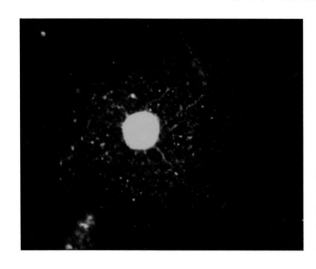

图 1.39　对人背根神经节神经元 Gap43(生长相关蛋白)进行免疫荧光染色,显示胞体和从细胞体延伸出的神经突(×40)。

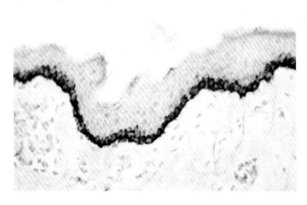

图 1.40　对人体无毛上臂皮肤的表皮基底细胞神经生长因子(NGF)进行免疫组化染色(×40)。

养因子(CNTF)与其受体及白血病抑制因子 β 受体(LIFR β)相结合。CNTF 支持营养睫状神经节、多巴胺能神经元、视网膜圆柱细胞,以及交感神经和运动神经元。

　　3. 第三个家族包括在结构上类似于胰岛素的胰岛素样生长因子(IGF)。它与酪氨酸激酶 IGF–I 受体相结合,这个受体本身也是胰岛素受体同源的。该受体在整个神经系统上均有表达。

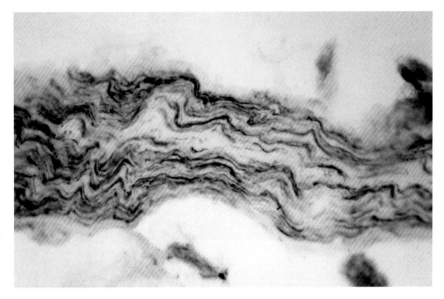

图 1.41　对健康人体的腓肠神经施万细胞进行 GDNF 免疫组化染色(×150)。

## 1.6　神经纤维

在中枢神经系统，神经元在少突胶质细胞和星形胶质细胞形成的网络中生存，细胞外空间非常少。周围神经组织的结构是一种神经纤维(轴突–施万细胞单位)，该结构悬浮在胶原蛋白丰富的胞外空间里。从中枢神经过渡到周围神经的结构是神经小根，较少为脊神经根。这是过渡域或过渡区(TZ)。延伸进入脊神经根底的中枢神经系统结构是一种锥形结构[14] (图 1.42)。包绕施万细胞周围的轴膜和基底膜，即轴突单位，延伸到脊髓，并继续穿过 TZ 区。在臂丛神经节前损伤中，脊神经通常在根部或小根部撕脱[32]。

尽管大多数的脊神经前根纤维的胞体位于灰质腹侧角内，但是部分有髓传入神经纤维胞体位于背根神经节(DRG)内[31](图 1.43)。背根纤维的胞体在背根神经节以单极的形式发出一个轴突，没有真正的树突。每个轴突在离开胞体时分成周围突和中枢突部分。中枢突分支要比周围突的

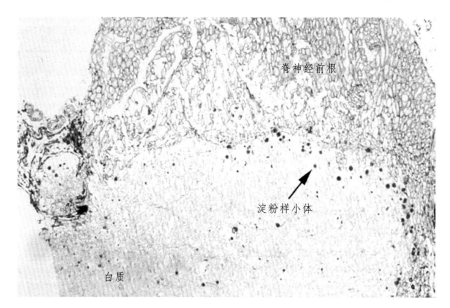

图 1.42　形态正常的人类脊髓。光镜下 C7 脊神经前根的横切片。在过渡区单一较大神经根内显示自溶的胶质细胞。在过渡区的中央可以看到大量淀粉样小体。甲苯胺蓝染色(×100)[Courtesy of Editor *Journal of Bone and Joint Surgery* (British)]。

直径细小些,沿着后外侧沟进入脊髓。在脊髓内,这些纤维分成上行支和下行支。神经根外侧部这两支中较细小的一支进入脊髓灰质后角。其终末支将继续穿行 3~5 个节段。神经根内侧较大的分支,同样在进入白质后分叉,刚好位于后角内侧。一部分上行的神经纤维可到达薄束核和延髓尾端的楔束核。这一组的其他神经纤维有短的上行支和下行支,进入背角的灰质,并与不同层中的神经细胞建立突触(图 1.44)。

## 1.6.1　轴突

　　轴突是一束被细胞膜包绕的神经细胞质,轴突的细胞膜又称为轴膜。轴浆为流动的细胞质溶胶,包括有形成分,主要是由神经微管、神经丝和基质组成的细胞骨架。此外,还包括线粒体、轴浆的网状组织、薄层的多泡体、膜状池、小管和小泡。细胞支架是提供轴浆转运的结构,轴膜由 3 层膜形成,厚度大约为 8nm。轴突在神经元及其施万细胞间传导信号,从而控

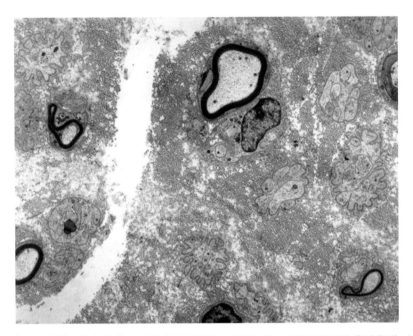

图 1.43    脊神经前根的传入和传出神经纤维。6 周前,第 8 颈神经前根从脊髓撕脱,在脊髓前根上有较粗的健康的有髓神经纤维和无髓神经纤维。有髓鞘传出纤维发生了沃勒变性,并发生了胶原蛋白化(×5000)(电镜扫描)。

制其增殖和髓鞘生成功能[4](图 1.45)。

## 1.6.2    轴突运输

轴突运输是细胞内部运动的系统,它促使神经细胞向外周传递膜蛋白和神经递质。同时从外周向细胞体返回化学信号、可循环物质和神经营养因子。轴突运输有两种方式,即快速运输和慢速运输[7]。两种轴突运输方式均依赖于 ATP,其中微管在快运输中起到关键作用。这种运输方式对温度和缺氧敏感。

快速逆向运输(向心运输)以 150~300mm/d 的速度将物质向微泡内的细胞体方向运输。而快速顺向运输(离心运输)则按 200~400mm/d 的速度将物质从胞体向外运输。

慢速运输仅为单向、顺向运输(离心运输)。运输速度为 1~4mm/d;其

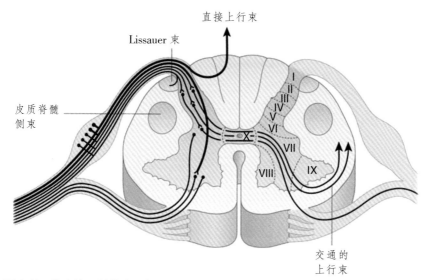

**图 1.44**　传入神经纤维进入脊髓和传出神经纤维从脊髓发出的路径。注意(右侧)灰质薄层。

传输速度和细胞骨架中的神经微管和微丝组成的网架有关。两种影响慢速传输速度的成分如下：

　　1.慢物质 A(SCa 平均速度为 1mm/d)；

　　2.慢物质 B(SCb 平均速度为 2~10mm/d)。

　　SCa 的传输速度与轴突损伤后再生速度相关。轴突传输在外周神经系统疾病中的重要作用已经很明确：干扰离心传输很可能导致神经传导的缺陷或者神经传导的中止；干扰向心传输将最终导致神经细胞的退化。

## 1.6.3　周围神经系统的胶质细胞

　　周围神经系统的胶质细胞对于神经元的生长、成熟、存活和再生是十分重要的。有髓神经纤维和无髓神经纤维的施万细胞是周围神经系统主要的胶质细胞。其他的包括围绕在背根和自主神经节神经元细胞体周围的卫星细胞、肠道神经系统的胶质细胞、处于内脏运动神经轴突末端的末端细胞(终末施万细胞)，以及感觉终端。例如，环层小体相关的胶质细胞。

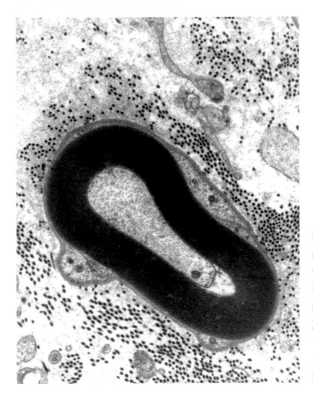

图 1.45　粗大的有髓神经纤维。其位于 6 周前从脊髓撕脱出来的第 7 颈神经后根处。轴浆包括神经微丝和一些神经小管。施万细胞的胞质外围绕一层清晰的基底膜。图片显示神经内膜中的成纤维细胞(×16 200,EM)。

正常的周围神经根或者脊神经根的神经内膜细胞中,80%是施万细胞,10%是成纤维细胞,2%~9%为内生型巨噬细胞。虽然也可见到肥大细胞,但是它们的功能尚不明确。

施万细胞起源于神经嵴,由同一组织分化为周围神经元的组织为同一来源。在神经元的发育和再生的过程中,它们为神经元提供必要的营养支持[18](图 1.46)。

周围神经基底膜最重要的成分是层粘连蛋白,其与受体结合,包括施万细胞细胞质膜中的整合素。在层粘连蛋白有缺陷或者层粘连蛋白受体有缺陷的转基因小鼠中,会出现神经广泛的病理改变和肌营养不良。在髓鞘形成的过程中,为了对来自粗大轴突的信号做出反应,施万细胞会彻底转变它们的表型。

较小的无髓神经纤维被圆柱形的施万细胞束状包裹(图 1.47)。

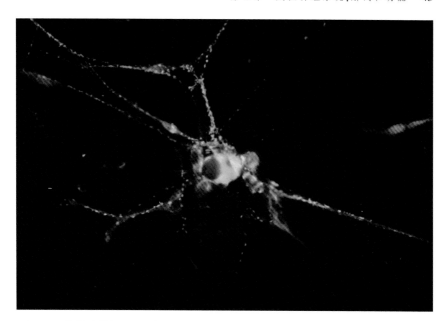

图 1.46　体外培养的 DRG 神经元和施万细胞。施万细胞被 S100 免疫染色(红色),神经元被神经生长因子免疫染色(绿色)(×50)。

较粗的轴突由一系列连续的施万细胞沿其长轴包绕而成。郎飞结处代表两个相邻的施万细胞之间的连接处。神经纤维包绕在基底膜内。基底膜将神经纤维从神经内膜间隙分离出来。其从中枢神经系统到轴突终末端并未间断。其厚度约为 250Å,与施万细胞质膜相隔 250Å 的间隙。神经内膜是由两层基底膜包绕形成的。内层由比外层直径更小的胶原纤维组成,这一层位于与基底膜连接的结点上。外层胶原纤维呈纵向、环形和斜向走行。外层仅由纵向胶原纤维组成,不位于结点上。

## 1.6.4　髓鞘

轴突的直径是施万细胞是否沉积在轴突周围形成髓鞘的一个重要因素。多层髓鞘富含脂类物质和一些蛋白质成分[40]。组成髓鞘的主要蛋白成分是 Po 髓鞘蛋白零(MPZ),占所有髓鞘蛋白的 50%~60%。外周髓鞘蛋白22(PMP22)占髓鞘蛋白的 2%~5%,如果控制这个蛋白的基因发生突变,

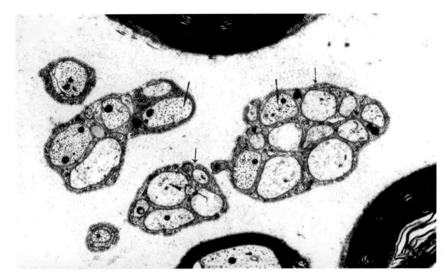

图 1.47    集群的无髓鞘轴突(粗箭头),被施万细胞细胞质包围。细箭头表示基底膜和施万细胞(×26 220,电子显微镜)。

会导致遗传性髓鞘障碍疾病。髓鞘碱性蛋白(MBP)占髓鞘蛋白的 5%~15%。髓鞘相关糖蛋白(MAG)占髓鞘蛋白不足 0.1%,因为它的早期表达及位于轴突和施万细胞的接触面上,可能在髓鞘形成中起到关键的作用。髓鞘被胞质通道横向贯通,形成施-兰切迹。郎飞结较短,长约 1μm,轴突在这里收缩变窄,虽然没有髓鞘包裹,但却被施万细胞的细胞质包裹并保护起来。郎飞结以相邻的扩大的结旁部为界,在或多或少皱缩的髓鞘外,结旁部富含线粒体的施万细胞胞质不断增加。Berthold、King 和 Rydmark 将郎飞结描述为:"有髓神经纤维的这些部位,即结旁部-郎飞结-结旁部(PMP)区域,同时在结构和功能上组成了有髓神经纤维的最壮观的部分。"PMP 区域对动作电位的产生和传导来说至关重要,而且是沃勒变性及侧支出芽病变早期的活动中心(图 1.48 和图 1.49)。

## 1.6.5  传导

神经纤维的特性在于通过动作电位的播散实现信号传导。这种短暂、

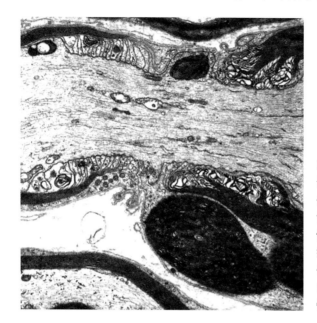

图 1.48　郎飞结的纵向切面,显示了一个再髓鞘化的半结(左)与一个正常的半结(右)相邻。正常髓鞘结旁部的复杂性指突与相对较薄的再髓鞘化呈简单排列结旁环的比较(×5000,电子显微镜)。

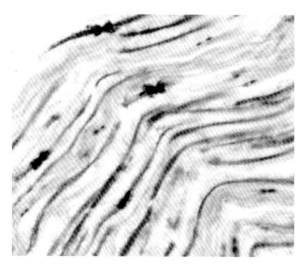

图 1.49　腓肠神经的双重免疫染色,显示结节黏附分子(JAM-c)抗体染色的郎飞结(黑色)和由神经丝抗体染色的轴突(红色)(×40)。

自发播散的膜极性反转由钠离子内流启动。钠离子内流导致细胞膜极性反转至大约 40mV，之后随着钾离子外流而迅速恢复至静息电位（−80mV）。动作电位由超出阈值的刺激诱导产生，其发生遵循"全或无"法则。不同的是，神经元胞体上分布着众多轴突突触，来自这些突触的刺激以累加的形式作用于胞体，其最终效应是分别通过提高或降低神经元胞体的膜兴奋性阈值而抑制或易化信号传导。在无髓纤维，去极化波沿着轴突连续地传播，并由于轴膜的大电容特性而发生衰减，因而其传导速度限于 1m/s 左右。Standring[37]将动作电位的播散形容为"沿着导火线蔓延的火焰——正如每一段导火索均由上游的火焰点燃，轴突上每一段细胞膜均是借由邻近细胞膜去极化产生的电位变化而达到去极化的阈值。新去极化段中的钠离子通道开放，带正电荷的钠离子内流，使轴突内部的局部电位变为正值。该内向电流则进一步促使邻近的下游非去极化的膜发生去极化，从而完成动作电位的周期性播散"。

在有髓纤维中，髓鞘的高电阻和低电容限制了轴突膜在郎飞结处的去极化，从而使电流跨越髓鞘直接传导至下一个郎飞结，引起后者兴奋。这种郎飞结间的动作电位传导（即"跳跃式传导"）显著提高了传导速度。髓鞘包绕的轴突直径为 0.4~1.25μm，而有髓纤维本身的直径则为 2~22μm。其中，最粗、传导速度最快的导电元素是直径约为 20μm 的有髓纤维，与躯体感觉传入和传出活动有关；最细、传导速度最慢的是直径约为 1μm 的有髓纤维可维持自主神经活动并延迟疼痛感。

可见，不同神经纤维传导速度差异很大，无髓纤维低至约 0.7m/s，而最粗的有髓纤维可高达 80m/s。与去极化波相关的电变化可通过放置于神经走行路径上的皮肤表面电极测定。电极亦可直接放置于神经表面、神经之上以及神经之中，甚至可以探测到单根神经纤维的电信号改变。这就是神经电生理检查及显微神经照相术的理论基础。

## 1.6.6　动作电位的基本原理：离子通道

在 1952 年，Hodgkin 和 Huxley[19]已经描述了去极化和复极的周期。它强调了神经动作电位的快速传递，并揭示了这种极性的反转是由钠离子和钾离子通过独特的平行通路经过神经轴突膜的内流及外流所引起的。这种平行通路是由独立的门控粒子或电荷所控制，目前称为电压门控离子通道。这些蛋白类似于膜蛋白，调控离子流($10^6$ 个/秒)通过细胞膜[9]。钠离子通道和钾离子通道非常均匀地沿着无髓纤维的轴突膜分布。钠离子通道集中于有髓神经纤维的郎飞结上，而钾离子通道分布在轴突膜近郎飞结周围（图 1.50）。离子通道的功能是能量依赖性的，它由 ATP 驱动，并且可被缺氧限制或完全阻断。毗邻郎飞结的扭曲髓鞘可能揭示了钾离子通道，随即发生长时间的传导阻滞。髓鞘的脱失必然会导致传导减慢，甚至最终会导致传导阻滞。缺氧 1h 内可阻滞传导。

# 1.7　外周神经干

暴露于术野的正常外周神经干由轮廓分明的半透明膜包绕。这就是外部的神经外膜（图 1.51）。正常的神经干表面存在白色螺旋带，即"Fontana 条纹"，可以很容易地和其他纵向组织结构区分开来。其内部可见独立的束状结构。这些束状结构由神经束膜包裹，同时受到最内部神经外膜凝结成白色不透明层结构（图 1.52）。围绕神经束周围的组织构成神经外膜，其结构非常松散，富含沿神经轴纵向分布的血管组织。然而，观察者还可以看到神经外膜之外的其他外膜组织，对比其他神经或其他分支不同位置，某些神经的这些外膜组织轮廓更加分明。比如，正中神经在前臂指浅屈肌和指深屈肌之间穿行，其周围有半透明的结缔组织弧。这些结缔组织弧形成的通道为局部提供了可选择的侧支通路，它们也可以营养神经干，因此可以允许其他一些操作，如使用尺神经作为游离血管移植物。这个组织平面不仅可以将血管传送到神经，还允许神经在关节间滑动，并与邻近其他组织分隔开。

## 1.7.1　结缔组织鞘

轴突–髓鞘–施万细胞复合体（神经纤维）聚集成束（图 1.53）。在第 4 对脑神经这么小的神经内可能有多达 3400 根神经纤维。对比椎管外神经

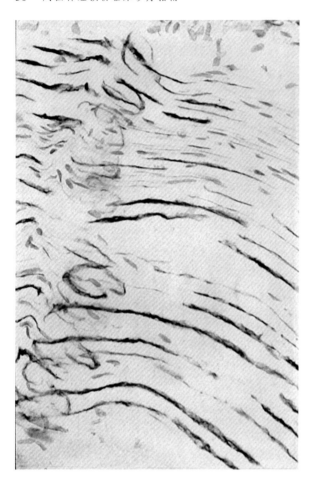

图 1.50　正常腓肠神经钠通道染色(×40)。

拥有的丰富的神经内膜胶原,椎管内的神经根则相对匮乏。那些处理过椎管内和椎管外神经的外科医生应当认同以下这种区分:脊神经根和脊神经根丝非常精细、脆弱且易于损伤;而外周神经则非常强壮并且对各种操作有更强的承受力。在椎间孔外,神经外膜、神经束膜及神经内膜三层支持结构被很清晰地建立。神经外膜作为神经根硬膜套的延伸,由纵向分布的胶原纤维、成纤维细胞和肥大细胞构成。其内层包含越多波浪状排列的胶原纤维和弹性纤维就越紧致。神经束膜包裹着神经束,由波浪状排列的扁平细胞层和胶原层相间分布而构成。它提供了一个防止神经纤维扩散

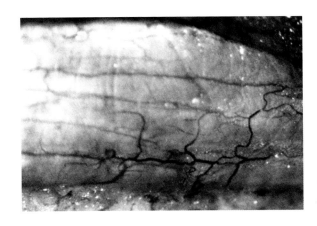

图 1.51　尺神经外膜血管(×40)。

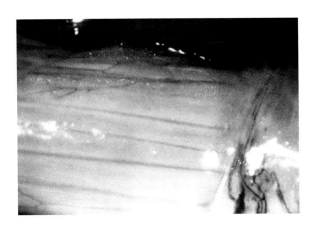

图 1.52　置换了动脉外膜的尺神经束和神经外膜血管(×40)。

的屏障。神经束膜很粗壮,束内的压力可以提高到 300mmHg(1mmHg≈0.133kPa)以上而不胀裂。神经束膜的内容物处于压力之下,一旦被切断,内容物就会被挤出来,就好像挤牙膏一样。当神经受损发生横断或破裂的时候, 这种情形看得最清楚。同时这也是断端的截面水平足够的一种征象。几天后,这种流出会迅速减小。而在支持神经纤维本身的神经内膜里,又重新变回纵向分布的细胞和纤维;其内有丰富的胶原纤维。Fontana 条纹则代表着神经纤维的波浪状排布。这种排布方式一定程度上为神经提供了抗牵拉保护。神经被拉伸 20%时,这种波浪状排布才会转变成线状排布。

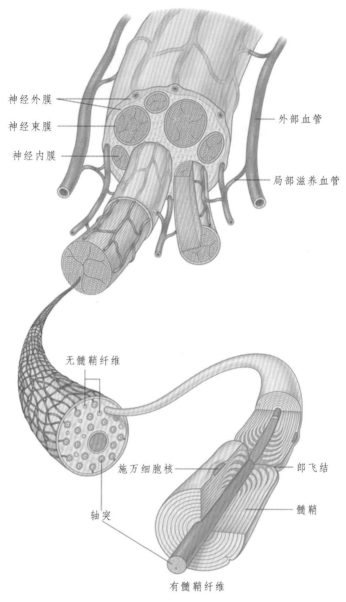

神经外膜

神经束膜

神经内膜

外部血管

局部滋养血管

无髓鞘纤维

施万细胞核

郎飞结

髓鞘

轴突

有髓鞘纤维

图1.53　神经纤维及其支持结构的束状排列,周围神经的血管系统。

## 1.7.2　神经组织拓扑结构

Sunderland[39]描绘出了沿神经干走行的神经束的排列,显示出了神经束的分支、融合和数量的变化,以及结缔组织在神经横断面中所占面积的差异,其范围为 60%~85%。这些发现加深了人们对断裂的神经残端准确接合的可行性的怀疑。组织拓扑形态是神经系统的一个基本特征,可通过躯体神经传入通路中脊髓背根神经节、脊髓后角、丘脑和大脑感觉皮层内的神经元位置分布来体现。根据功能,在具有适当长度可进行神经移植的主干上有大量的功能拓扑形态相隔离的神经纤维。将描绘断裂的神经残端的能力与匹配神经束大小和分布的难易程度结合起来是神经紧急修复的优势之一。

## 1.7.3　神经的血供

神经具有非常良好的血供。在神经内[25]有神经外膜丛、神经束膜丛和神经内膜丛,在神经旁膜上有外在区域血管。这些血管形成了相互独立又广泛交联的微血管体系,大幅度提高了神经血供的安全性。外源性血供的程度随着神经或神经之间的走行而变化[6]。

脊神经根部血供相对较少。Woollam 和 Millen[46]研究了胎儿、豚鼠和大鼠的脊髓前动脉,发现在成年后相对较少的脊髓根动脉依然存在。根动脉中有两条血管特别重要:一条起自椎动脉,在 C6、C7、C8 脊髓节段注入脊髓前动脉的颈部动脉;另一条位于上腰椎区域的 Adamkievicz 动脉(图 1.54)。Dommisse[13]证实了根动脉(他称之为髓滋养动脉)的数量:加入脊髓前动脉和脊髓后动脉的根动脉的数量分别为 8 条和 17 条。供应颈部脊髓的根动脉中仅有 8%起自椎动脉。根动脉的类型具有一定的变异性,但是均能保证脊髓颈、腰膨大区域有丰富的血供。脊髓前动脉是前正中裂内最重要的动脉,脊髓前动脉的中间支为终末动脉,供应脊髓横截面约 2/3 的区域血供。其余背侧灰质和白质束由脊髓背侧动脉系统供血。与脊神经伴行进入椎管的根动脉发生损伤、闭塞或者脊髓前动脉的闭塞均会导致脊髓前索梗死,出现脊髓前动脉综合征。

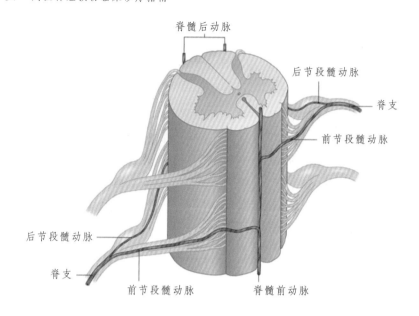

脊髓后动脉

后节段髓动脉

脊支

前节段髓动脉

后节段髓动脉

脊支

前节段髓动脉

脊髓前动脉

图 1.54    下颈髓的节段性髓动脉(根动脉)和脊髓前动脉。

### 1.7.4    鞘神经

虽令人奇怪,但也可以想象到神经本身需要通过鞘神经的形式来支配自身,而这种鞘神经来源于自身的神经纤维。这些神经游离末端存在神经外膜、神经束膜和神经内膜。在神经内膜上存在部分环层小体。这些可能是包裹在纤维膜内的神经异常敏感的因素之一。

## 1.8    神经随着年龄的变化

出生后 3 年是神经髓鞘形成时期,5 岁时神经传导速度可达到成人水平。婴儿期神经纤维的密度较高、血流较丰富。婴儿期的神经元对轴突切开术或撕脱更加敏感,随着年龄的增加,较大、较长的髓鞘化的神经纤维和较大的感觉神经元在脱髓鞘、退变伴随再髓鞘化、再生的过程中,神经内膜的胶原含量增加。40 岁后,神经传导速度缓慢降低[11]。这些变化必然会显著影响临床医生对非常年幼和较为年老的患者的治疗：在前者中，可能对诊断有影响；在后者中，可能与神经对压迫或者牵拉损伤的易感性相关。

## 1.9　躯体运动系统

运动通路起始于大脑皮质中央前回。轴突通过内囊到达中脑和延髓锥体。在延髓锥体交叉处，大部分纤维穿过中线，沿脊髓白质外侧下行，形成皮质脊髓侧束。在脊髓不同节段，皮质脊髓侧束的神经冲动刺激脊髓灰质前角运动神经元（图 1.55）。起自红核、前庭核和网状结构的"锥体外系"也影响了前角神经元的活动。

运动神经元的胞体位于灰质前角的第 IX 层[30]，包括大运动神经元（α）和小运动神经元（γ）。它们受初级感觉纤维，以及由皮质和脑干核团发出的纤维的调控。大运动神经元发出的轴突分布到梭外肌纤维。Sharrard[35]将躯体瘫痪的部位与前角细胞丢失的位置相联系，得到了细胞在灰质中的分布规律。大致来说，内侧群神经元支配躯干和颈部肌肉；外侧群支配四肢肌肉。因此，外侧群神经元主要分布在颈膨大和腰膨大处，而内侧群则贯穿全部脊髓。

Lim 及其同事[24]对上肢肌肉中的神经分布进行了阐述。具体如下：对于三角肌和斜方肌（1 类），神经主干与肌纤维呈垂直走行，并沿途发出与之平行的分支。梭形肌或菱形肌（2 类）又可分为单羽状肌和双羽状肌。双羽状肌由肌腱腱膜一分为二，而神经纤维也随之分为两小分支分别穿过肌腱两侧。3 类肌肉具有不止一个起点，其神经支配模式更为复杂。这些发现证明了肌肉具有部分神经传导功能，并强调了神经修复在肌肉撕裂伤中的必要性。

神经元通过运动终板与肌肉偶联并传入神经冲动（图 1.60）。终板由神经元和肌细胞共同组成，其间存在 30nm 的间隙。肌肉终板包含了大量肌肉细胞核，而其本身并不具有收缩性。神经末梢分为两种：由 α 神经纤维发出并作用于梭外肌纤维的斑块样末梢，以及由 γ 神经纤维发出并作

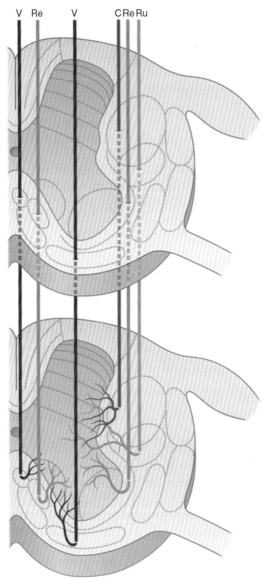

图 1.55　脊髓内主要的下行传导束及其终末支在灰质内的重叠区域。C,皮质脊髓束;V,前庭脊髓束;Re, 网状脊髓束;Ru,红核脊髓束。

用于梭内肌纤维的终板。由斑块样末梢传导的神经冲动可以迅速传导至所有肌纤维,而终板传导的神经冲动只能传导至部分肌纤维。在兴奋传导过程中,神经末梢释放乙酰胆碱,乙酰胆碱作用于肌细胞膜上的受体并使其去极化,从而诱发动作电位。

　　脊髓第一胸段至第二腰段的腹神经根还包含了交感神经的节前纤维,第 2~4 骶神经则包含了盆部副交感神经的传出纤维。

## 1.10　躯体感觉系统

　　周围神经系统传入通路在组织的数量和复杂性方面远远超过传出通路,但并非所有的传入神经都能引起意识性感觉。在躯体传入系统中,包含高尔基体、肌梭,以及所有内脏传入神经。

### 1.10.1　皮肤的敏感性

　　人们普遍认为,皮肤受体具有高度的选择敏感性而非绝对的特异性(图 1.56)。在 20 世纪 20 年代,Adrian 和 Zotterman[1]在剑桥大学开创了一种使用电生理学研究单一传入单位的方法,使得大量关于微电极和神经内微刺激方面的研究得以展开[42]。目前已经确定,没有专门的机械感受器传感器通过无髓鞘纤维传输。与伤害感受器和大多数的温度感受器不太一样,瞬时受体电位(TRP)通道只变频特定范围的温度。总而言之,所有这些受体似乎都说明无髓鞘分支的神经末梢在表皮细胞层里(图 1.57)。立体感觉的基础是由来自皮肤、肌腱、肌肉和关节的共同刺激所传达感觉信息的组合,这些信息是由运动记忆之间的比较而产生的。运动的作用是至关重要的:如果仅仅把物体放在指尖,那么被蒙上眼睛的人是不能确定材料性质的。然而,如果允许用手指和拇指摩擦,也就是说采取时间和空间的模式来感受材料的质地,那么立即可以识别出材料的性质。

　　传入神经元纤维通过它们的传导速度来分类。皮肤上的传入神经元可分成 A-αβ、A-δ 和 C 三类;肌肉传入神经元则分成 Ⅰ~Ⅳ四类[22,23]。纤维直径和背根神经节内的神经元胞体特征有一定的相关性。神经丝丰富的被称为大光明神经元,神经丝缺乏的则被称为小黑暗神经元。C 纤维神经元很小,A-δ 纤维为小至中等尺寸,A-αβ 纤维则为中等到大尺寸(图 1.58)。

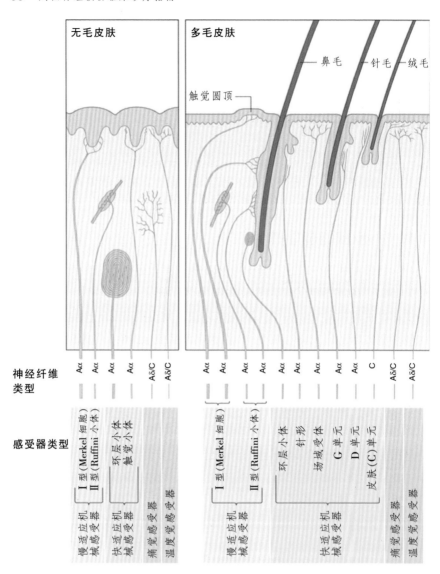

图 1.56　皮肤感受器与神经纤维。(左)无毛皮肤;(右)多毛皮肤。

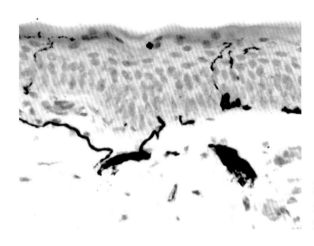

图 1.57　小纤维神经病变患者皮肤内的 PGP9.5 免疫反应神经(×40)。

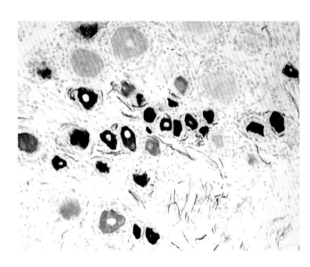

图 1.58　神经撕脱伤后 2 周,人背根神经节中小直径痛觉神经元胞体和轴突的温度和辣椒素受体 TRPV1 免疫反应(×20)。

## 1.10.2　皮肤

　　据 Kennedy 等[20]描述,神经抗原的免疫组织化学染色法的引入为皮肤的神经支配提供了新的观点。"神经束进入真皮深层的皮肤并向表层皮肤延伸,发出轴突来支配相关的末端器官。无髓鞘神经纤维是支配上述皮肤结构的绝大多数。少数有髓神经纤维终止于毛囊,如触觉小体和梅克尔复合物。垂直方向的神经束构成水平的皮下神经丛。表皮神经纤维从此神经丛分支穿出,并穿过真皮表皮–基底膜进入表皮,表皮神经纤维失去了施万细胞鞘和胶原蛋白环"。汗腺被密集的自主神经所覆盖(图1.59)。细的无髓鞘神经纤维末梢组成一个网络,覆盖真皮深层的大动脉。表皮的神经支配密度最大的地方在四肢近端的部分。这在20~80岁几乎没有变化。

## 1.10.3　皮肤感受器

已明确3种皮肤感受器:低阈值的机械刺激感受器、温度感受器、伤害感受器。

低阈值的机械刺激感受器:分为对恒定位移(如持续性压力应答)的慢适应感受器,对刺激的起始或终止及移动性刺激应答的快适应感受器,以及对短暂物理扰动如振动和穿刺应答的感受器。

第一组包括梅克尔细胞,第二组包括触觉小体,第三组包括环层小体。其中大多数被大中型纤维支配,传导速率为20~90m/s。有毛皮肤上的主要机械刺激感受器为毛囊感受器;无毛皮肤上主要有两种感受器,即快适应的触觉小体和慢适应的梅克尔小体。皮肤下方的快适应器官为环层小体,慢适应器官为鲁菲尼小体,该小体生长于真皮层深部并弥散分布于感受野。鲁菲尼小体提供应答牵拉皮肤的手指定位的信息。

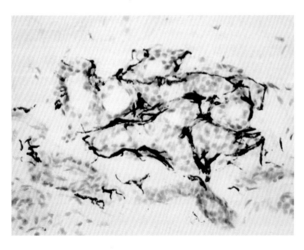

图1.59　小纤维神经病变患者皮肤汗腺周围的自主神经纤维PGP9.5免疫反应(×40)。

温度感受器:冷感受器经无髓神经和纤细的有髓神经传导,通常感受野直径为 100mm[23]。它们对皮温从 30℃~35℃的正常或"中性"下降很敏感。Davis 和 Pope[12]研究发现,冷感在温度低于 17.5℃被轻微疼痛取代,若低于 14℃则为剧痛。

热感受器比冷感受器稀少,感受野直径<1mm。热感是无髓神经的一种功能,当表皮温度超过 43℃时,将诱导 C 型纤维引导的多觉性伤害感受器发放信号。当温度超过 53℃,将引发快传导有髓机械热纤维应答。

伤害感受器:本术语适用于那些"其强度足以对组织造成物理伤害的特定信号刺激"应答的原发性输入单元。其中一部分对强烈的机械性刺激应答,一部分对高热刺激应答,还有一部分应答多种感觉。刺激通过有髓 A-δ、A-αβ 纤维及无髓 C 型纤维进行传播。

伤害感受器纤维广泛分布于皮肤、肌肉、关节、神经干外膜,并作为游离神经末梢的远端神经丛分布于血管壁。它们可以连通纤细的有髓神经、无髓神经或最粗的神经纤维(A-αβ)[22]。A-δ 纤维引导的伤害感受器是高阈值的机械刺激感受器。其中一些对伤害性热量应答。它们可以对时长约为 20ms、范围约为 5mm² 的感受野的刺激产生冲动。大部分 C 型纤维为多觉性,对多种有害刺激应答,包括化学性刺激、热刺激、切割伤和破裂伤。大部分 C 型纤维对 Lewis 三重反应应答,即轴突反射的基础。它们直径<2μm,可以对感受野 1~10mm² 的刺激以 0.5~2m/s 的速度进行传导。显微神经照相术可以对人类伤害感受器的生理特性进行分类。定位明确的锐痛由 A-δ 传入神经输入。C 类传入神经传输信号包括钝痛、烧伤、定位模糊痛和延迟性痛。读者可以用针尖刺激手腕远端感受这两种模式的痛觉。首先,定位明确的锐痛马上可以感受到。稍后可感受到延迟性应答——轻微的不愉快,持续时间稍长且略微弥漫。A-β 和 A-δ 纤维引导的伤害感受器有点状表浅的感受野,分别对有害机械性刺激、有害机械性和热刺激(机械热单元)应答[22]。

## 1.10.4　深感觉

深感觉产生于肌肉、韧带和肌腱中的特化感受器及游离的神经末梢,包括肌肉中的肌梭和游离的神经末梢,肌腱中的高尔基腱器官。而在关节囊和韧带中则为多种末端结构,其部分类似于鲁菲尼末梢、环层小体及高尔基腱器官。此外,部分无髓神经纤维丛也参与其中(图 1.60)。

关节受快传导有髓神经纤维网络(部分与环层小体相连)、高刺激阈值慢传导神经纤维(多数可能是伤害性感受器)及交感神经传入纤维的支配[41]。

肌梭:早在一个世纪前,Sherrington[36]关于脊神经前根节段的研究中证明了"肌神经干中有 1/3~1/2 的有髓神经纤维发自脊根神经节细胞"。这些神经纤维直径为 1.5~20μm,小于神经干中发自脊神经前根的神经纤维(最大的来自腹根)而又大于皮神经中的神经纤维。为肌梭的发现和功能研究奠定了基础。肌梭传出收缩和舒张状态下梭外肌的静止长度及其变化的速度的信息,内有梭内肌纤维并被结缔组织包膜覆盖。其大多数位于肌肉深处,靠近支配神经和血管,支配着大量的大型传入神经纤维;从肌肉中发出的 Ⅰ 类传入神经轴突几乎全都源于肌梭和高尔基腱器官。肌梭共有 3 种特殊的梭内肌纤维:细胞核堆积于纤维中央的核袋纤维(含 Ⅰ 类和 Ⅱ 类),还有细胞核较小、呈链状排列的核链纤维[3]。肌梭长度各异,从数毫米至 1cm 不等,其接受最多 25 条运动及感觉神经元轴突末梢的信息,并受自主神经支配。其中,运动神经元轴突多来自脊神经前根的 β 和 γ运动神经元,感觉神经元轴突则主要为 Ⅰ 类和 Ⅱ 类有髓神经纤维。同时拥有运动和感觉神经反映出肌梭的复杂功能,不能笼统地用控制伺服运动来描述它的功能,值得注意的是它在"反馈"机制调控下的肌肉收缩及躯体位置认知方面都起着重要的作用。Banks[3]对猫比目鱼肌支配神经进行了研究。该神经包括 180 条与感觉相关的有髓神经纤维及 270 条与运动相关的有髓神经纤维。而其中的有髓神经传入纤维几乎都来自其肌肉中 56 个单位的肌梭和 45 个单位的高尔基腱器官。此外,还有115 条控制肌梭运动的 γ 运动神经传出纤维。仅从数量上看,这意味着数量高达 25 000 单位的梭外骨骼肌仅由其余 1/3 有髓神经纤维支配。肌梭的分布也具有多样性,头最长肌是人体肌梭密度最大的肌肉,而蚓状肌的肌梭密度为腓肠肌的 25 倍[10]。

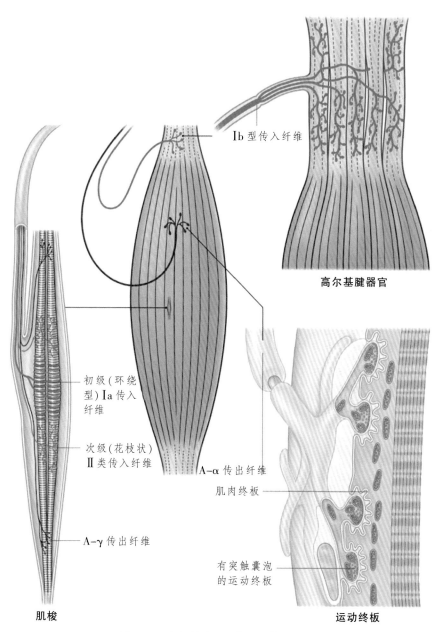

Ib 型传入纤维

高尔基腱器官

初级(环绕型) Ia 传入纤维

次级(花枝状) Ⅱ类传入纤维

Λ-γ 传出纤维

A-α 传出纤维

肌肉终板

有突触囊泡的运动终板

肌梭

运动终板

图 1.60　支配骨骼肌的传入和传出神经。

高尔基腱器官:Scott[34]描述了肌肉中两个被包裹的机械受体中的第二个。高尔基腱器官感受肌肉张力,并且信息冲动从肌肉投射到小脑和皮层。来自手部肌肉的高尔基体的纤维兴奋信号会引起皮层电位和"肌肉拉伸的错觉"。高尔基腱器官的直径约为0.1mm,长度为0.2~1.5mm。它包含胶原蛋白链,其一端延伸到肌肉纤维中,另一端延伸到肌腱中。每条肌肉中有3~50个细胞器。Scott认为高尔基腱器官与纺锤体的比率小于0.3。髓鞘化传入纤维比,一般要比最大的传入肌纤维小一些,在猫中,其传导速度为60~110m/s。其纤维末端以喷雾或螺旋状交织在胶原蛋白链之间。其结构中的被膜含有与施万细胞连续的被膜细胞。这种受体已经被缓慢改造,它对整个肌肉收缩都有反应,触发率与主动张力成正比。在人类中,纤维在生理静息时保持沉默,但随着肌肉收缩次数的增加,触发速率逐渐上升。在挫伤引起轴突损伤的过程中,其功能基本上能够恢复,但神经断裂修复后的恢复效果则差很多。断裂的神经修复后,肌肉中这两个主要被包裹的机械感受器功能一般恢复不佳,这可能与术后常见的虚弱、体力不足和协调性差相关,也是功能性肌肉移植恢复效果差的原因。

迄今为止,大多数临床工作中关于感觉及神经损伤或修复后的感觉恢复都只针对皮肤感觉。然而,诸如位置觉和本体感受之类的功能主要依赖于来自肌肉、肌腱和韧带末端的信号。可能没有充分认识到,即便在皮神经部分支配下,手部的感觉功能可能恢复良好,导致疼痛类似伴随"单纯的运动神经纤维"受损而出现的症状,而非伴随"混合"或"感觉"神经纤维损伤出现的症状。实际上,除了舌下或面神经外,没有"单纯的运动神经"这样的周围神经。由这些神经提供的肌肉信号可能是其他脑神经发出的信号:如舌下神经为舌神经,而面神经可能是迷走神经的三叉神经和耳郭分支。确实有一些没有皮肤感觉成分纤维的周围神经,如副脊神经;膈神经;骨间前神经和后神经;尺神经深支;肩胛上神经等。在这些神经中传入纤维约占30%[6](图1.61)。也许最好删除术语"单纯运动"和"单纯感觉"神经,甚至删除同时具有运动和皮神经感觉成分的神经术语"混合神经"。但是不幸的是,虽然解剖中不存在这种神经,但这些术语"具有运动和皮神经感觉成分的神经"和"不含躯体运动成分的神经"确实也表达了相应

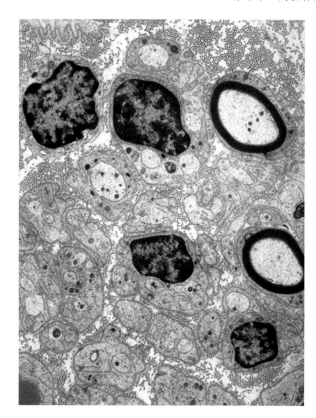

图 1.61　臂丛神经撕脱损伤后肩胛上神经内完整的(传入)有髓鞘和无髓鞘神经纤维。图中为损伤后 6 周的神经标本,此时传出神经已经退变 (电子显微镜,×6600)。

的含义。

## 1.10.5　中枢连接

位于皮肤和深部组织的大量感觉感受器将接收到的刺激信号反馈到中枢。大多数传入(感觉)神经纤维胞体位于背根神经节内,经由后根进入脊髓。其他胞体位于背根神经节或实际上位于脊神经前根的传入神经纤维,则由前根进入脊髓(图 1.62)。

首次分析传入信号是在脊髓和延髓,这些部位是所有神经纤维终止的部位。多数在脊柱内上行的、大的有髓神经纤维终止于延髓的薄束核和楔束核。一些位于脊髓内的、小的神经纤维与上级神经连接或终止于脊髓,它们是固有神经纤维。尽管有关脊柱功能的传统观点备受争议,但它

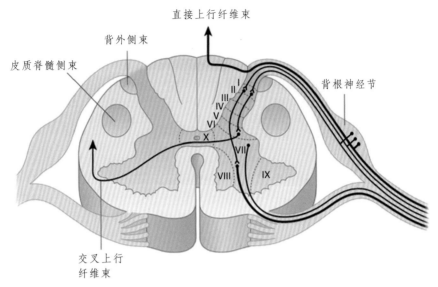

图 1.62　灰质内直接上行纤维束、交叉上行纤维束和连接纤维束分层结构示意图。

在很大程度上是正确的[43],正如 Brodal[8]所强调的:"它们调节感觉信号,这些感觉信号对于更为复杂的区别任务的完成是必需的。"[8]

　　其他传入神经纤维在脊髓后角灰质内与上级神经连接或终止。灰质的每一层都有特定的神经元结构,接受特定功能模式的传入信号[29,30]。小的有髓伤害感受器和温度感受器纤维终止于Ⅰ层;C 神经纤维、伤害温度感受器、机械性刺激感受器纤维终止于Ⅱ层(胶状质);更大的机械性刺激感受器纤维终止于Ⅲ和Ⅳ层。这些神经纤维将信号传递到轴突或沿脊柱上行或经背外侧束到达脊柱核的其他细胞。一些神经纤维穿过灰质后角与位于Ⅸ层运动系的大细胞连接。一些无髓或小的有髓神经纤维进入紧邻后角末梢的背外侧束(Lissauer 束),与位于胶状质细胞来源的纤维连接。一些神经纤维穿过中线终止于对侧脊髓背角灰质的Ⅰ层或Ⅴ层。在灰质后角,尤其是胶状质,神经纤维间存在复杂的内部连接网络,输入的感觉信号也是首先在此进行分析和修饰。位于灰质后角的次级神经元引起神经纤维在脊髓内上行或下行若干节段,但它们主要引起穿越中线的神经纤维在脊髓节段前外侧的长神经束内上行(图 1.63)。

脊柱神经核冲动的传播主要受感觉运动皮层下行神经纤维的影响[17]。这种影响以抑制作用为主导。这些神经核的上行纤维构成了脑干的内侧丘系,内侧丘系穿越延髓中线终止于丘脑。感觉冲动信号的最终处理发生于大脑皮层的躯体感觉区[26]。即使在最后分析时,感觉功能与运动功能也是完全分离的,刺激该区域的任何部位,都可以产生运动效应。

## 1.10.6　传入自主神经通路

第一个关于可感知和不可感知的所有内脏感觉的传递系统存在的证

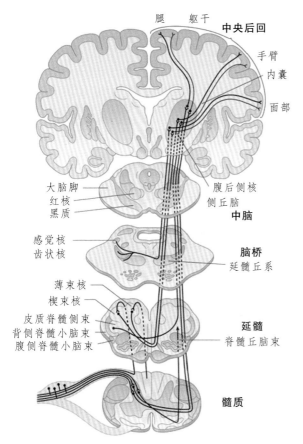

图 1.63　走行于脊髓脑干和皮质的上行束。注意薄束核中的直接上行束及髓质中的楔束核之间的连接。

据基本上来源于间接观察：内脏真正的自主功能；机械刺激外周动静脉所产生的疼痛；"牵涉痛"的运作机制；交感神经干手术后疼痛；内脏传入功能随年龄[33]增长而受损导致的"内脏敏感性"缺乏。传入自主神经纤维细胞起源于背根神经节(DRG)和某些脑神经节。它们的外周传递过程是通过传出神经纤维，终止于内脏及血管壁的神经末梢受体。肠道部的传入神经纤维细胞的胞体则位于肠壁(图1.64)。一些来源于这些神经末梢的冲动介导了感觉，如饥饿、膀胱扩张，可能包括疼痛，大部分可能与内脏反射的起始有关。Furness[15]描述了肠道部的传入神经成分。Sugiura等人[38]发现内脏的神经传入通路终止于脊髓后角第Ⅳ、Ⅴ和Ⅹ层面，以及第Ⅰ、Ⅱ层面，并且提出"躯体及内脏神经的聚合出现在脊髓背角浅表层"，以及"单个内脏C传入神经纤维终止区域的分散且广泛的分布，可能是内脏感觉难以定位的基础之一"。

## 1.11    突触活动

突触间的脉冲传递是化学性的，即通过释放神经递质改变通透性，使

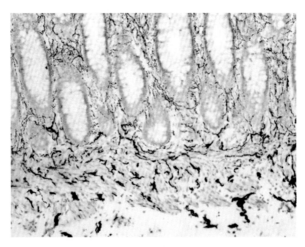

图1.64    自主神经系统中肠道部的传入神经纤维。钠通道抗体染色的人类直肠黏膜及黏膜下层丛内的神经纤维(Nav1.7)(×10)。

得突触后膜产生极化。这些作用可以是兴奋性的,也可以是抑制性的。由于神经递质常失活较早,所以这些作用的存在通常也是短暂的。不过,这显然并不是全部的情形,因为有些神经递质的作用可能会持续很久,甚至永远存在。此外,突触所释放的某些化学物质仅能改变突触后膜对神经递质的反应。一般而言,"神经递质"是指突触末端释放的化学物质;"神经传导"指对突触后膜的直接作用;"神经调节"指对某些神经递质的反应的改变[44]。

最著名的同时也是被认知最久的介质当然是乙酰胆碱。它存在于骨骼肌交感神经节和副交感神经节的突触中,由运动神经元合成,在运动神经末梢被释放。另一类有名的介质当属单胺类物质,如去甲肾上腺素、肾上腺素、多巴胺、5-羟色胺(血管收缩素)和组胺。去甲肾上腺素是存在于交感神经元末端的主要传导物质。肾上腺素也存在于外周神经通路中。一氧化氮在自主神经突触中介导平滑肌松弛。其他单胺类物质主要存在于中枢神经系统中。γ氨基丁酸(GABA)是主要的抑制性递质,它在诸如抑制性闭锁回路等局部神经系统通路的终端被释放。氨基己酸是另一种典型的神经抑制性递质,它主要存在于下脑干和脊髓中。谷氨酸和天冬氨酸是分布较为广泛的兴奋性递质。神经肽调节物的范围非常广泛,它包括了与下丘脑和脑垂体功能相关的各种物质, 如促肾上腺皮质激素、β-内啡肽、脑啡肽、降血钙素基因相关肽和神经生长因子。在周围神经领域,今后β-内啡肽和脑啡肽在疼痛机制和治疗的研究中将扮演非常重要的角色。

# 参考文献

1. Adrian ED, Zotterman Y. The impulses produced by sensory nerve endings. Part 2. The responses of a single end organ. J Physiol. 1926;61:151–71.
2. Anand U, Otto WR, Casula MA, Day NC, Davis JB, Bountra C, Birch R, Anand P. The effect of neurotrophic factors in morphology TRPVI expression and capsaicin responses of cultured human DRG sensory neurons. Neurosci Lett. 2006;399(2006):51–6.
3. Banks RW. The muscle spindle. In: Dyck PJ, Thomas PK, editors. Peripheral neuropathy. 4th ed. Philadelphia: Elsevier Saunders; 2005. p. 131–50, Chapter 6.
4. Berthold CH, King RHM, Rydmark M. The myelinated nerve fibres. In: Dyck PJ, Thomas PK, editors. Peripheral neuropathy. 4th ed. Philadelphia: Elsevier Saunders; 2005, Chapter 3.
5. Birch R. The peripheral nervous system: gross anatomy. In: Birch R. Surgical Disorders of the Peripheral Nerves. 2nd ed. London: Springer; 2011. p. 1–42, Chapter 1.

6. Birch R. Microscopic function of the nervous system, its function. In: Birch R. Surgical Disorders of the Peripheral Nerves. 2nd ed. London: Springer; 2011. p. 43–76, Chapter 2.

7. Brimijoin S. Axonal transport: properties, mechanisms and role in nerve disease. In: Dyck PJ, Thomas PK, editors. Peripheral neuropathy. 4th ed. Philadelphia: Elsevier Saunders; 2005. p. 387–409, Chapter 18.

8. Brodal A. The fibers in the dorsal funiculi and the medial lemniscus. In: Brodal A, editor. Neurological anatomy. New York/Oxford: Oxford University Press; 1981. p. P74–84.

9. Chiu SY. Channel function in mammalian axons and support cells. In: Dyck PJ, Thomas PK, editors. Peripheral neuropathy. 4th ed. Philadelphia: Elsevier Saunders; 2005. p. 95–112, Chapter 4.

10. Cooper S, Daniel PM. Muscle spindles in man: their morphology in the lumbricals and the deep muscles of the neck. Brain. 1963;86:563–88.

11. Cowen T, Ulfhake B, King RHM. Aging in the peripheral nervous system. In: Dyck PJ, Thomas PK, editors. Peripheral neuropathy. 4th ed. Philadelphia: Elsevier-Saunders; 2005. p. 483–507, Chapter 22.

12. Davis KD, Pope GE. Noxious cold evokes multiple sensations with distinct time course. Pain. 2002;98:179–85.

13. Dommisse GF. The arteries and veins of the human spinal cord from birth. 1st ed. Churchill Livingstone: Edinburgh; 1975.

14. Fraher JP. The CNS-PNS transitional zone. In: Dyck PJ, Thomas PK, editors. Peripheral neuropathy. 4th ed. Philadelphia: Elsevier Saunders; 2005. p. 67–78, Chapter 3.

15. Furness JB. Novel gut afferents: intrinsic afferent neurons and intestinofugal neurons. Auton Neurosci. 2006;125:81–5.

16. Gardner E, Bunge RP. Gross anatomy of the peripheral nervous system. In: Dyck PJ, Thomas PK, editors. Peripheral neuropathy. 4th ed. Philadelphia: Saunders Elsevier; 2005. p. 11–34.

17. Gordon G, Jukes MGM. Descending influences on the exteroceptive organizations of the cat's gracile nucleus. J Physiol. 1964;173:291–319.

18. Hall SM. The response to injury in the peripheral nervous system. J Bone Joint Surg Br. 2005;87B:1309–19.

19. Hodgkin AL, Huxley AF. A quantitative description of membrane current and its application to conduction and excitation in nerve. J Physiol. 1952;117:500–44.

20. Kennedy WR, Wendel-Schafer-Crabb G, Polydefkis M, McArthur J. Pathology and quantitation of cutaneous innervation. In: Dyck PJ, Thomas PK, editors. Peripheral neuropathy. 4th ed. Philadelphia: Elsevier Saunders; 2005. p. 869–95, Chapter 34.

21. Last RJ. Innervation of the limbs. J Bone Joint Surg Br. 1949;31B:452–64.

22. Lawson SN. The peripheral sensory nervous system: dorsal root ganglion neurones. In: Dyck PJ, Thomas PK, editors. Peripheral neuropathy. 4th ed. Philadelphia: Elsevier Saunders; 2005. p. 163–202, Chapter 8.

23. Light AR, Perl ER. Peripheral sensory systems. In: Dyck PJ, Thomas PK, Griffin JW, Low PA, Poduslo JF, editors. Peripheral neuropathy. 3rd ed. Philadelphia: WB Saunders Company; 1993.

24. Lim AYT, Pereira BP, Kumar VP, de Coninck C, Taki C, Baudet J, Merle M. Intramuscular innervation of upper limb skeletal muscles. Muscle Nerve. 2004;29:523–30.

25. Lundborg G. Vascular systems. In: Lundborg G, Nerve injury and repair. 1st ed. Edinburgh: Churchill Livingstone; 1988. p. 32–43.

26. Lundborg G. Sensation and sensorimotor integration in hand function: brain plasticity and cortical remodelling. In: Lundborg G. Nerve injury and repair: regeneration, reconstruction and cortical remodelling. 2nd ed. Philadelphia: Elsevier/Churchill Livingstone; 2004. p. 198–223, Chapters 8 and 9.

27. Nathan PW, Smith MC. The location of descending fibres to sympathetic pre-ganglionic vasomotor and sudomotor neurons in man. J Neurol Neurosurg Psychiatry. 1987;50:1257–62.
28. Nathan PW, Smith MS, Cook AW. Sensory effects in man of lesions of the posterior columns and some other afferent pathways. Brain. 1986;109:1003–41.
29. Price DD, Meyer DJ. Physiological laminar organization of the dorsal horn of *M. mulatta*. Brain Res. 1974;79:321–5.
30. Rexed B. The cytoarchitectonic organisation of the spinal cord in the cat. J Comp Neurol. 1952;96:415–95.
31. Schenker M, Birch R. Intact myelinated fibres in biopsies of ventral spinal roots after preganglionic traction injury to the brachial plexus. A proof that Sherrington's "wrong way afferents" exist in man? J Anat. 2000;197:383–91.
32. Schenker M, Birch R. Diagnosis of level of intradural ruptures of the rootlets in traction lesions of the brachial plexus. J Bone Joint Surg Br. 2001;83B:916–20.
33. Schott GD. Visceral afferents: their contribution to "sympathetic-dependent" pain. Brain. 1994;117:397–413.
34. Scott JJA. The Golgi tendon organ. In: Dyck PJ, Thomas PK, editors. Peripheral neuropathy. 4th ed. Philadelphia: Elsevier Saunders; 2005. p. 151–61, Chapter 7.
35. Sharrard WJW. The distribution of the permanent paralysis in the lower limb in poliomyelitis. J Bone Joint Surg Br. 1955;37B:540–58.
36. Sherrington CS. On the anatomical constitution of nerves of skeletal muscles: with remarks on recurrent fibres in the ventral spinal nerve-root. J Physiol. 1894;17:211–58.
37. Standring S. Conduction of nervous impulses. In: Standring S, editor. Gray's anatomy. 40th ed. Edinburgh: Churchill Livingstone/Elsevier; 2008. p. 63–4.
38. Sugiura Y, Terui N, Hosoya Y. Difference in distribution of central terminals between visceral and somatic unmyelinated (C) primary afferent fibres. J Neurophysiol. 1989;62:834–40.
39. Sunderland S. Intraneural topography. In: Sunderland S. Nerve and nerve injuries. Edinburgh/London: E & S Livingstone; 1968. …Median nerve, p. 758–69; ulnar nerve, p. 816–25; radial nerve, p. 905–14; sciatic nerve, p. 1029–46.
40. Suter U, Martini R. Myelination. In: Dyck PJ, Thomas PK, editors. Peripheral neuropathy. 4th ed. Philadelphia: Elsevier Saunders; 2005. p. 411–31, Chapter 19.
41. Takebayashi T, Cavanagh JM, Kallukuri S, Chen C, Yamashita T. Sympathetic afferents from lumbar intervertebral discs. J Bone Joint Surg Br. 2006;88B:554–7.
42. Torebjörk E, Schmelz M. Single-unit recordings of afferent human peripheral nerves by microneurography. In: Dyck PJ, Thomas PK, editors. Peripheral neuropathy. 4th ed. London: WB Saunders Co; 2005. p. 1003–14, Chapter 38.
43. Wall PD. The sensory and motor role of impulses travelling in the dorsal columns towards the cerebral cortex. Brain. 1970;93:505–24.
44. Wigley C, Felts P, Standring S. Mechanism of synaptic activity. In: Standring S, editor. Grays anatomy. 40th ed. Edinburgh: Churchill Livingstone/Elsevier; 2008. p. 46–8.
45. Windebank AJ, McDonald ES. Neurotrophic factors in the peripheral nervous system. In: Dyck PJ, Thomas PK, editors. Peripheral neuropathy. 4th ed. Philadelphia: Elsevier Saunders; 2005. p. 377–86, Chapter 17.
46. Woollam DHM, Millen JW. Discussion on vascular disease of the spinal cord. Proc R Soc Med. 1958;51:540–3.

# 第 2 章

# 对损伤的反应

神经纤维的传导元件——轴突,对局部损伤的反应有多种形式。最基本的损伤主要有两种:一是轴突完整,仅在损伤部位发生传导阻滞(CB),这种损伤不伴有沃勒变性,即非退行性病变。若病因去除,神经纤维功能将完全恢复。二是轴突横断,必然继发沃勒变性,即退行性病变。而退行性病变又可进一步划分为两种类型:第一种为轴突虽断裂,施万细胞的基底膜仍完整包裹着变性的轴突,因而其在远端施万细胞形成的膜性隧道中有序再生;在第二种退行性病变类型中,轴突与基底膜同时受损,以致其自发再生无序且不完善,甚至不能再生。Seddon[32]将局部传导阻滞命名为神经失用,将因基底膜完整而预后良好的轴突退行性病变命名为轴突断伤,因基底膜不完整而再生预后较差的退行性病变命名为神经断伤。在临床实践中,神经断伤不仅包括轴突及施万细胞的损伤,还包括神经束膜和神经外膜的损伤。

以下两个常见临床情景阐释了传导阻滞和神经断伤的不同之处。

## 病例报告 1

单纯的传导阻滞:一例既往体健的 23 岁女性以左侧卧位熟睡约 2h,醒来后发现右侧桡神经完全性麻痹,不伴疼痛,Tinel 征阴性,且该侧桡神经支配区域皮肤感觉部分保留。她接受了功能性支具的康复性训练,6 周后最先开始腕伸肌群功能的恢复。9 周后,该患者接受了神经电生理检查,提示右侧桡神经传导速度及运动单位募集均正常且充分。第 12 周,该患者神经功能完全恢复。

## 病例报告 2

神经断伤：一名 32 岁的砖瓦匠被瓷砖刀割伤了左手腕，伴左手放射痛和突发的温热感，尤以拇指、示指显著。体格检查可见其左手拇指、示指、中指及环指桡侧皮肤发红、温暖、干燥；其正中神经支配区域的轻触觉保留，但存在异常；伤口长度不超过 1cm，轻叩伤口近端皮肤引发拇指针刺样疼痛。该患者起初被诊断为部分神经断伤。然而手术证实其为完全性神经横断伤，但未见明显神经束回缩。该患者出现突发的血管运动性麻痹及汗腺调节神经麻痹，说明了轴突至少已经发生断伤。

大部分非横断性损伤的神经损伤包括所有 3 种类型的损伤。这也是股骨头脱位继发坐骨神经牵拉伤、肱骨头前脱位继发臂丛神经牵拉伤的常见损伤模式。面对这类患者，决定是否行手术探查并不容易。但医生依据以下事实将有助于临床决策。

- 去除病因有助于防止神经损伤加重或恶化。
- 去除病因可能有利于改善微环境而促进自发修复。
- 持续性的疼痛是对神经行手术探查的重要指征[6,24]。
- 断伤或断裂的神经若无手术修复，不可能获得痊愈。
- 周围神经损伤中，即使神经完整，若病因持续存在，其仍将进一步遭受损伤(图 2.1 和图 2.2)。

损伤加重的速度与病因相关。

- 对于重物挤压或环形包绕挤压的神经，若病因在 1~2min 内去除，神经功能可能完全恢复；然而若伤害持续超过 2~3h，神经功能恢复的可能性微乎其微。
- 肢体缺血肿胀可使局部神经遭受压迫及缺血。若病因在 3h 内得到纠正，神经功能几乎能完全恢复。3h 后，完全性自发恢复的可能性会随着损伤时间延长而减小。
- 骨折或脱位卡压的神经若在数天内得到解除，通常可恢复功能，但如果压迫持续可使神经出现不可逆的损伤。

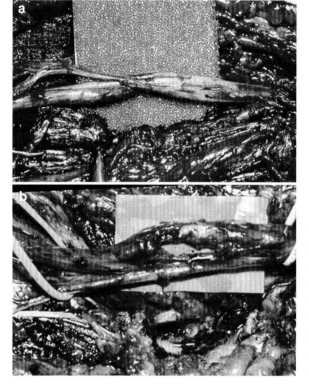

图 2.1 周围神经损伤随病因存在时间延长而加重。(a)9 岁女孩,肱骨髁上骨折 3 天后,手术游离正中神经,使之功能获得完全恢复。(b)13 岁女孩,肱骨髁上骨折 8 周后,手术未能使正中神经功能恢复。

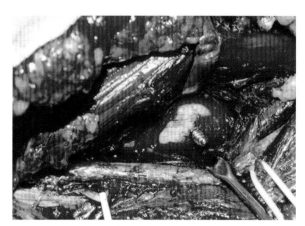

图 2.2 传导阻滞。骨折手术 10 天后再次探查发现桡神经被螺钉打穿。患者临床表现为桡神经深支疼痛性麻痹。螺钉远端桡神经传导速度正常,然而动作电位自损伤部位近端向远端的传导被阻滞。桡神经支配肱桡肌的分支传导正常。而刺激损伤近端的桡神经未能激发桡侧腕长伸肌肌电活动(垂腕)。探查术中,螺钉被拧短。24h 后,患者症状完全缓解。

●神经的放射性损伤或因骨折愈合不良导致持续轻微的牵拉伤,通常要经过数年才发展至不可逆状态。

●有害因素未去除的核心症状就是疼痛。

## 2.1 传导阻滞:神经失用

传导阻滞有多种不同的模式。缺氧占主导,也是最重要的因素。外力或者来源于神经内部的生长力量(如肿瘤)导致神经纤维机械性扭曲,也可引起传导阻滞。

### 2.1.1 短暂性缺血

缺血、缺氧使周围神经快速轴浆运输系统功能障碍,离子通道因能量不足而瘫痪,从而引起传导阻滞。该损伤常见于肢体神经被充气袖带压迫时。在最初的 20min,周围神经的损伤刺激引起神经肌肉接头的递质释放,引起快速的肌肉抽动反应。30min 左右,该反应随着递质衰竭逐渐减弱并消失。接下来的 30min,神经轴突上的电信号传导仍可被探测到(注:但该电信号已不能引起肌肉反应)。另一方面,在损伤发生数小时后,直接刺激肌肉仍可引起肌肉抽动。实际上,这种直接刺激的反应意味着肌肉的坏死和随后的肢体坏死。

向心性瘫痪的经典试验是将上臂充气袖带加压至超过血管收缩压。观察者(即被试者)首先经历的是浅感觉的缺失,之后肌肉运动力量逐渐下降并消失。在浅感觉消失之后不久,快痛觉即丧失;然而,缺血 40min 之后,慢痛觉仍可引出。竖毛肌运动及血管运动功能几乎不受影响。可见,在缺血损伤中,粗的有髓纤维(Mnf)最先受累,而非髓鞘化的 C 纤维(nMnf)和自主神经纤维功能则相对完好。当袖带放气后,所有神经功能都可在数分钟内恢复。这种慢痛觉残留的不愉快体验有助于理解患者的感觉迟钝。

这种短暂性缺血引起的传导阻滞模式对于理解缺氧对神经功能的影响是有价值的,但在临床实践中并不常见。若血液灌注不能得到恢复,它通常只作为严重功能损伤的前奏。

临床更常见的是缓慢的进行性缺血导致缺氧性传导阻滞。血肿或动脉瘤对神经的压迫引起的传导阻滞较为典型：自主神经功能瘫痪早期发生并且严重；肌力的丧失则在数小时或数天内加重；深部位置觉和有限的关节位置觉保留。发展更慢的是瘢痕组织对神经的压迫或绞窄引起的神经传导阻滞。患者常感到疼痛，即神经肌肉痛，这是手术治疗的重要指征[6,7]。

病例报告：Phang 等[30]描述了一例 26 岁女性患者，主诉左髋疼痛。疼痛被归因于之前未被诊断的双侧髋关节发育不良。患者接受了双侧髋关节骨盆截骨术。然而，左髋关节疼痛日益加重，并且 6 年后双侧髋关节均进行了表面置换术。左髋关节的疼痛使得患者不得不借助拐杖行走。疼痛症状发生 10 年后，该患者再次就诊，发现左侧股神经有明确的局限性损伤。股神经行经处腹股沟区 Tinel 征明显阳性，并且叩击性疼痛剧烈。神经电生理提示股神经感觉性、运动性传导受损，并且肌电图可见支配股四头肌的神经纤维轻度退行性病变。手术探查发现，左股神经有长约 4cm 的范围被瘢痕组织拴系并压迫。手术松解后，患者的疼痛缓解，髋关节活动度、膝关节伸展范围均得到提高。1 年后，患者可以无须任何辅助独立行走。术后观察发现，导致该患者股神经损伤的瘢痕组织应该是骨盆截骨术遗留的，患者对术后新发疼痛症状的描述也提示其为神经病理性疼痛。

持久而剧烈疼痛的神经传导阻滞也可见于战伤后伤口行植皮术后形成的瘢痕卡压[7]（见第 5.1.1 章节）。

## 2.1.2  髓鞘变性和局灶性脱髓鞘引起的传导阻滞

严重而持续的压迫可引起神经纤维局部脱髓鞘及更持久的传导阻滞[75]（图 2.3）。止血带下的髓鞘被挤压到止血带两侧，并进一步内陷入近端和远端的郎飞结髓鞘中。局部压迫对结构的影响包括[14]：

- ●神经内膜液体被挤出，神经纤维和间质细胞变得更加密集。
- ●轴浆被挤出，使得轴突内的有形物质变得紧密，并导致有形物质在压迫区域的边缘部位漏出至轴突外。
- ●髓鞘板层间受到剪切力作用，使得郎飞结间距增大，并且邻近压迫区域的郎飞结肿胀变形。

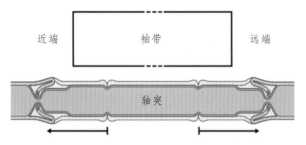

图 2.3　神经压迫效应：郎飞结处髓鞘受到挤压并且发生内陷,轴突受压变窄,内容物被挤出。

以上损伤将导致长达数周至数月的传导阻滞。如果临床上局部脱髓鞘源自骨性突起引起的神经纤维局部压迫与变形,那么只要骨性突起不被去除,神经传导阻滞会持续存在。Birch 和 St Clair Strange[1]所报道的 3 个病例即是如此。在这些病例中,外源性压迫去除后,疼痛迅速缓解,持续长达 3 年的损伤得以痊愈。

机械性变形可以解释在主要神经干的纤维束出现沙漏样缩窄时的传导阻滞改变。在该损伤类型中,可能存在轴突自身的紧缩改变,内部(纤维束内)神经松解后常可有良好的功能恢复(图 2.4)。

## 2.1.3　战伤后传导阻滞

Seddon[32]发现,肌肉瘫痪的持续时间长于感觉丧失;传导本体感觉的

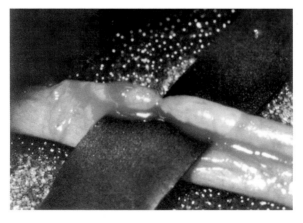

图 2.4　牵引伤导致的正中神经外侧根沙漏样缩窄。病因去除后,神经功能完全恢复。

神经纤维受损较传导浅触觉的神经纤维严重；血管运动性纤维、汗腺调节神经功能受累最轻。这种损伤更像是源自神经干的短暂性移位或受牵引。但这种说法不能解释更常见的冲击伤导致的传导阻滞。冲击伤患者近距离暴露在爆炸引起的冲击波中，既无可见的伤口或者骨折，也无软组织损伤的征象。在这种情形下，最细的神经纤维通常受损最严重，并且可能无法修复。在 45 例穿透性火器伤引起的传导阻滞病例中，平均恢复期是 3.8个月（0.6~6 个月），而 71 例冲击伤引起的传导阻滞患者的平均恢复期达4.7 个月（2.5~10.2 个月）[7]。

传导阻滞（即神经失用）的诊断基于在损伤后 5 天左右仍可发现损伤远端存在神经电传导。因此在以下情形中，做出传导阻滞的诊断是不明智的。

● 神经路径上存在伤口时：特别是手术导致的神经损伤经常被误诊为传导阻滞。

● 伴有持续性的疼痛时：持续性的疼痛提示致伤因素持续发挥作用。

● Tinel 征明显时：明确的 Tinel 征提示轴突已经发生撕裂。

● 肢体无脉时：此时的传导阻滞可能是病情进一步恶化的前奏。

可想而知，早期即出现传导消失标志着即将发生或已经发生严重的缺血。

## 2.2　退行性病变

沃勒变性不仅影响轴突，也影响神经元胞体、包裹受损轴突的施万细胞及其髓鞘。而且神经内膜细胞、感觉及运动终板在沃勒变性更长一段时间后也相继发生改变。损伤远端的轴突发生变性：细胞骨架及轴浆颗粒状解体，数天后溶解成无形的碎片（图 2.5 和图 2.6）。观察臂丛神经节前损伤后的运动传导能力，可发现损伤 3~5 天后远端运动反应消失[5]。

只要损伤不至于破坏施万细胞基底膜的完整性与连续性，轴突仍可沿着原来的神经路径由近端向远端再生。对于两种退行性病变，即具有自发恢复潜能的轴突断伤，以及若无积极处理措施不可能自行恢复的神经

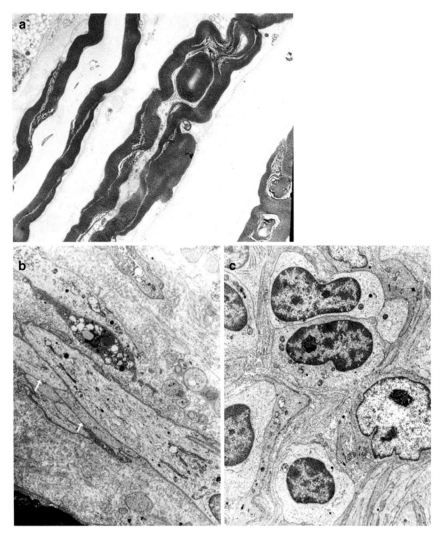

图 2.5　尺神经横切性损伤 3 周后远端轴突的继发改变。(a)轴突及髓鞘解体。下方的纤维中可见轴浆及神经纤维丝(×2210)。(b)同一标本的另一部分。巨噬细胞内的髓鞘碎片(星号),可能的施万细胞足突(箭头)(×5525)。(c)同一标本的另一部分。大量施万细胞,部分可见活化的细胞核(电子显微镜,×5525)。

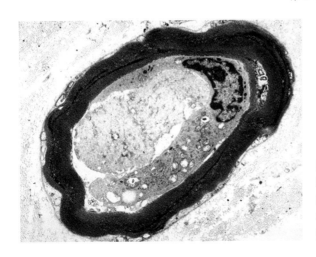

图 2.6　第五颈神经断裂 3 周后远端轴突沃勒变性。轴突裂解并被巨噬细胞包裹（电子显微镜,×11 000）。

断伤。两者的区别就在于基底膜的完整性是保留还是遭到破坏(图 2.7)。沃勒变性的过程在两种退行性病变中是一样的，但在基底膜完整的损伤中更轻微,因为再生的轴突可迅速与远端的施万细胞建立联系,同时来自施万细胞和靶器官的神经营养因子流也得到恢复。重要的是,轴突断裂中神经元胞体死亡率低于神经断裂。

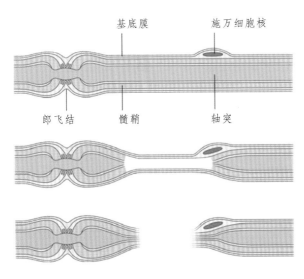

图 2.7　损伤发生时轴突断伤（上）和神经断伤(下)的表现。请注意施万细胞基底膜在轴突断伤时是完整的。

## 2.2.1 神经元胞体及轴突残端

沃勒变性的中央性和周围性效应显著，最终导致在神经断裂中不可逆转。因轴突断裂，神经元胞体的神经营养因子来源被切断，轴突再生可能使之能量衰竭。损伤近端的轴突、髓鞘及神经元细胞均有相应改变。

- 损伤几天内，近端轴突直径减小，神经传导速度下降。

- 神经元胞体可继发尼氏体溶解。Groves 和 Scaracilli[16]认为尼氏体溶解是与再生相关的过程，而非对损伤的变性反应。尼氏体溶解可持续至胞体解体之时。胞体解体时，胞核变得不可分辨，所有嗜碱性物质消失，仅剩下含有致密的核 DNA 残体的空泡状囊腔，即鬼影细胞。有趣的是，背根神经节的中枢支切断(神经根切断术)并不会产生如此明显的胞体改变。

- 背根神经节内神经元离子通道及受体的表达改变在神经损伤数分钟后即可检测到[21]。

- 成人臂丛神经背根神经节内神经元撕裂伤的研究揭示了与神经传递、营养作用、细胞因子功能、信号转导、髓鞘化、转录调节及凋亡相关的基因表达发生了显著改变[31](图 2.8)。

- 神经元凋亡在近端神经断裂中会更加明显。神经断伤发生后，新生儿的感觉及运动神经元的死亡较成人更快发生，且比例更高。运动神经元死亡在前根撕裂伤中尤其严重。

截肢为永久轴突切断后脊髓的损伤反应提供了研究模型。研究可见背根神经节神经元、脊髓前角细胞丢失，且前根、背根中粗有髓神经纤维数量均下降[35]。

## 2.2.2 远端轴突残端

Hall[18]认为沃勒变性是一种主动反应的过程，其不利于轴突再生的环境被转换成(至少在有限的时间内)对再生有益的环境。最早的变性累及细胞骨架，表现为神经丝及微管的解聚和凝结[14]。有髓神经纤维及无髓神经纤维远端的施万细胞均开始进入增殖状态。在损伤48h内，失神经的髓鞘形成施万细胞下调部分基因表达，这些基因主要编码髓鞘蛋白及其他

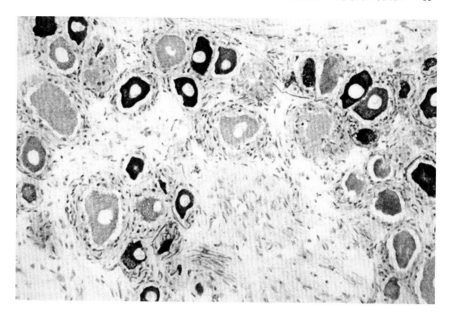

图 2.8 人类背根神经节撕裂伤 6 周后,小直径神经元胞体和轴突中可见 TRPV1(热及辣椒素受体)免疫染色阳性(×40)。

对保持郎飞结和结间结构具有重要作用的蛋白质。失神经的施万细胞在原始基底膜的内部形成施万细胞管,该结构之前被称为 Büngner 束。损伤远端的神经内膜中,成纤维细胞亦开始增殖。巨噬细胞数目增加是另外一个重要特点。部分巨噬细胞由常驻细胞衍生而来,剩余部分来自血液循环中的单核细胞。巨噬细胞吞噬、消化髓鞘及轴浆碎片,并清除抑制轴突生长的物质,如髓鞘相关糖蛋白(MAG)[18]。在该过程中,施万细胞丝裂原被释放。随着时间流逝,神经内膜管皱缩,更多的胶原沉积于神经内膜,引起末梢残端进行性纤维化。若轴突再生发生延迟,末梢残端的施万细胞逐渐减少,并且施万细胞–轴突信号转导相关的重要受体表达下调,导致施万细胞对再生轴突的反应性下降——该效应可被缺血和脓毒症加强[3](图 2.9 和图 2.10)。

正如“端侧吻合”修复术中所见,神经束膜破裂后,沃勒变性不可避免。神经束膜细胞彼此分离,并与自身基底膜剥离,形态及功能向成纤维

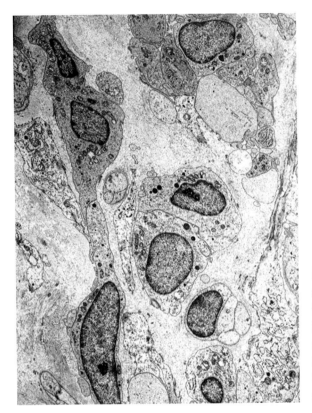

图 2.9　25 岁男性,军用步枪子弹致正中神经横切伤后 6 个月。可见末梢残端的施万细胞形成大量透亮的胞质凸起,散在的轴突芽生,以及广泛的神经内膜胶原化(电子显微镜,×3245)。

细胞转化。再生是以成纤维细胞包裹轴突束和施万细胞束的方式进行的。这些成纤维细胞最后成为神经束膜细胞,并且通过纤维分隔作用产生微神经束。用针尖撕裂神经束膜可激发该再生过程,并导致神经干上形成小神经瘤(图 2.11)。

## 2.2.3　对侧效应

Suzuki 等[35]展示了一个损伤部位以外区域受累的病例,引起了人们的关注。他们描述了损伤的同侧效应(见上文),并发现损伤对侧的脊髓前角同样发生了萎缩。对侧脊髓前角的中型神经元细胞缺失,伴前根中等直径及小直径有髓神经纤维数目下降。Oaklander 和 Browm[27]利用泛神经元

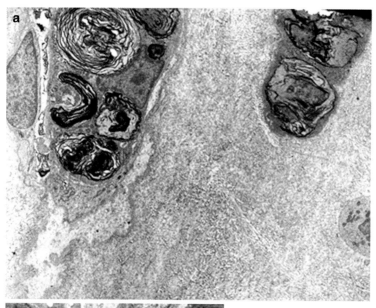

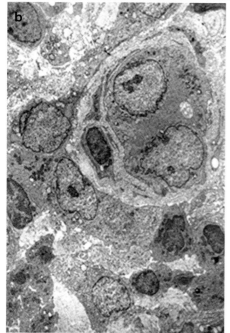

图 2.10　34 岁男性,骨折致坐骨神经断伤合并脓毒症，伤后 8 个月近侧神经残端连续活检(间隔 2cm)。(a)距离近侧残端顶端 2cm 处，大量的胶原化背景中可见持续的髓鞘蛋白残余(电子显微镜,×2340)。(b)距离近侧残端顶端 4cm 处，可见大量成纤维细胞与施万细胞(×3000)。(c)距离近侧残端顶端 4cm 处，可见有髓纤维及无髓纤维(×3000)(待续)。

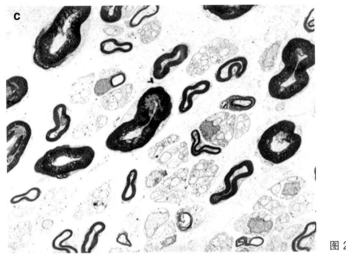

图 2.10(续)

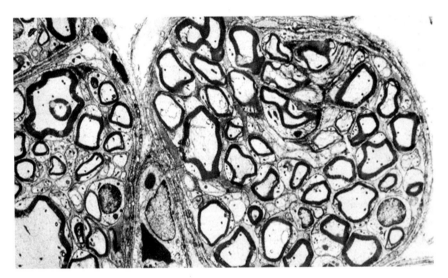

图 2.11    注射损伤。针尖撕裂了肘部的正中神经外侧部分,继发神经瘤包裹了 4 个神经束。该图显示了近侧残端神经束中的小神经束,内含有髓纤维及施万细胞(电子显微镜,×2000)。

标记蛋白(PGP9.5)来检测一侧胫神经切断后大鼠爪子皮肤的神经纤维密度,发现损伤同侧肢体的跖部皮肤神经支配几乎完全缺失,同时注意到对侧后爪皮肤的神经纤维密度也持续下降超过 50%。

## 2.3  特殊的臂丛损伤

因涉及硬膜内神经根的破坏,臂<u>丛</u>或腰骶<u>丛</u>损伤必须使用完全不同的方式来理解(图 2.12 和图 2.13)。即使近端分支自脊髓分离或在硬膜内撕裂而受到破坏,起源于脊髓以外、背根神经节内神经元的轴突仍能在较长时间内保持正常[3.9](图 2.14)。这些轴突包括所有后根中的纤维,当然也包括许多起源于背根神经节神经元、进入前根的回返纤维(图 2.15)。它们的施万细胞及髓鞘均形态完整,功能健在,但却不仅与中枢失去联系,也无法准确纳入各种分类体系。实际上,考虑到传入神经元受累(中央突断裂而使之自脊髓离断),这种损伤应该列入中枢神经系统损伤范畴。躯体

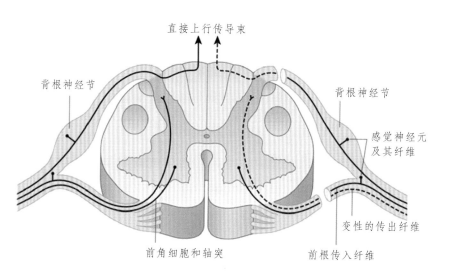

图 2.12  神经及神经根自脊髓分离。注意背根神经节细胞是完整的,因此断离部分的背根轴突(即感觉传入纤维周围突)正常,无继发变性,然而前根的传出纤维及背根神经节细胞的中央突发生了变性。

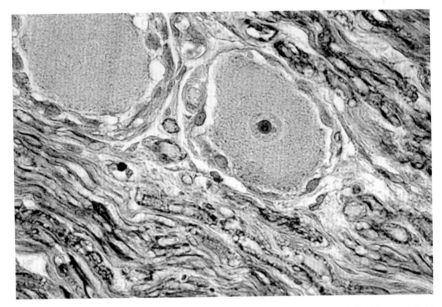

图 2.13　自脊髓撕裂 6 个月后的背根神经节。图中的两个神经元胞体看起来正常完好,且节内仍含有大量有髓纤维 Solochrome 染色(×960)。

运动传出纤维因与其神经元胞体分离而继发变性。自主神经节后传出纤维因其灰交通支受损同样发生变性。严重的硬膜内(节前)损伤对臂丛神经的影响很严重。滞后的手术(半椎板切开术)中可见同侧脊髓萎缩。磁共振成像可清楚显示产伤致臂丛神经损伤后脊髓的萎缩。Carlstedt[11]估计前根自脊髓撕裂后 2 周,受累节段的脊髓中大约一半的运动神经元消失,认为应该"尽快手术介入以重建受损神经元与外周的联系,从而维持神经营养物质的供应,避免神经元丢失"。

## 2.4　不同物理因素导致的损伤

物理因素很少单独发挥作用。辐射不仅损伤神经元本身,也影响其血液供应及邻近组织。卡压性神经病变不仅仅表现为简单的局灶性压迫损伤。例如,肘部的尺神经拴系或第一肋处臂丛神经下干拴系同样对神经造

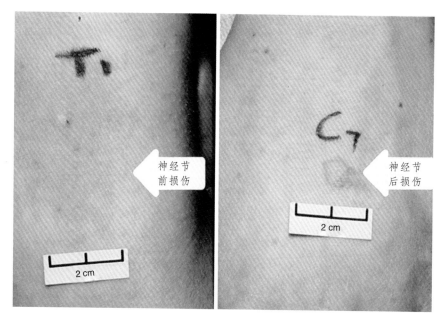

图 2.14　组成臂丛神经的脊神经撕裂或撕脱后,局部皮肤对皮内注射组胺的反应。左图:撕裂的 T1 脊神经支配区域可见轴突反射介导的红晕。右图:C7 脊神经破损后皮节形成风团而无红晕。

成牵拉。压迫和牵拉均导致缺氧。此外,还有机械性变形,这些因素共同导致缺血及局部脱髓鞘性传导阻滞,在未经治疗的患者中最终导致退行性病变,伴随而来的是有序的再生。

临床工作中,分析这些多种因素并不容易,这在处理主要关节置换术引起的常见而严重的神经损伤中尤为明显。

全髋关节置换术是一项困难而复杂的手术,允许出错的空间很小。在关节严重变形或者亟须修复的病例中,手术难度会进一步增加。对医患双方来说,术后并发主要神经深度损伤及伴随而来的疼痛都极度令人灰心。必须强调的是,急诊手术探查及去除病因的意义重大(表 2.1)。

完全性横断性损伤或因震荡/卡压导致神经短暂性传导阻滞的损伤程度各异,因此部分神经纤维有可能还是完整的。一些只因传导阻滞或预后良好的退行性病变可以达到功能恢复,而另一部分则可能永远恢复不

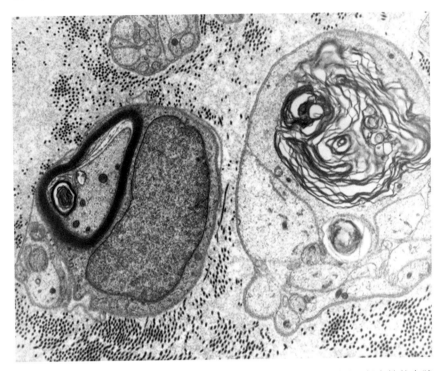

图 2.15　C8 脊神经自脊髓撕裂后 6 周,前根神经纤维沃勒变性。图示一根变性的有髓传出纤维(右侧)与一根正常的有髓传入纤维对比(电子显微镜,×11 115)。

表 2.1　147 例术中神经损伤的主要病因(共 116 例患者,1979—2007 年)

| | |
|---|---|
| 骨水泥灼伤 | 3 |
| 手术刀或手术剪引起的撕裂 | 11 |
| 缝线或线圈的挤压 | 10 |
| 牵开器的挤压 | 10 |
| 纤维化导致的神经卡压及固定 | 23 |
| 邻近结构纤维化所致的神经拴系 | 27 |
| 牵拉,伴或不伴拴系 | 39 |
| 缺血(股动脉破裂) | 1 |
| 神经内出血 | 3 |
| 神经外出血(血肿) | 20 |

坐骨神经干被认为由两条神经(胫神经、腓总神经)组成。
在一些情况下,纤维化可能表现为挤压效应或机化血栓。

了。正因如此,神经生理学检查(NPI)有助于明确损伤的程度和范围,但不能可靠地预示疾病预后。Tinel 征不如骨折或脱位导致的神经损伤可靠。另外两个比较重要的特点:剧烈的疼痛提示病因仍在起作用,再次急诊手术探查是必要的;迟发的疼痛或损伤强烈提示出血。观察过程中发现神经损伤表现及疼痛加重,出血将是最可能的原因。若 3h 内压迫得以解除,医患双方都可以期待疼痛的缓解及神经功能的迅速恢复。过了这个时间窗,疼痛虽可得到改善,但功能恢复可能不完全。

再次探查对疼痛缓解的效果通常是令人满意的,因此即使处于损伤晚期的病例,仍然有充分的理由再次进行手术探查[24]。必须强调的是,除非病因已明确,患者不应该被轻易转入疼痛门诊治疗。

## 2.4.1 急性缺血

虽然急性缺血的效应很难从其他生理因素中分离出来,但对于传导组织,单纯缺血性损伤的情况是存在的。一例患者行股动脉栓塞取栓术后血流顺利恢复,但剧痛不能缓解,随后行截肢术。Harrimen[19]检查其切除的患肢时发现,肌肉梗死局限于大腿,膝部以下的小腿肌肉颜色是正常的;腿部神经缺血坏死;坐骨神经残端看起来是正常的,然而远端神经变得柔软且灰白,切片可见髓鞘及轴突肿胀,神经内膜仅可见少量细胞反应。

## 2.4.2 血管阻塞性缺血

斜角肌间阻滞及局麻药或其他药物的椎间孔内注射引起的脊髓梗死是最引人注目的例子。在这些例子中,通过根动脉流入脊髓前动脉的血液被阻断。其中一例[10]是由右侧 C6 神经诊断性阻滞引起的。该患者为一名58 岁男性。在 X 线影像引导下,一根直径 0.76mm 的针被放置于 C6 椎间孔后尾角,以保证针头固定于孔内。固定针头后回抽未见脑脊液,且注射后造影显示对比剂沿着神经根蔓延。但按计划,0.5mL 丁哌卡因及 0.5mL曲安奈德混合液仍在 1min 内被注入。注射 1min 后该患者突然发生迟缓性瘫痪及严重的呼吸困难。C3 水平脊髓完全性损伤诊断很快明确。6h 后,MRI 检查显示,C2 至 T1 脊髓节段信号强度增加,24h 后复查确诊了脊髓梗死。该患者不久后死亡。Nash[25]也描述了其他因后根神经节射频损伤及神经根管注射导致严重脊髓缺血的病例。他强调了经椎间孔进入椎管的脊神经伴行血管的重要性。注射相对较大剂量的液体进入椎前筋膜深部行斜角肌间阻滞可使与脊神经伴行的根动脉内血流紊乱，引起脊髓前部梗死，其机制与根管内注射药物引起脊髓缺血的机制相似，均由血管填塞引起。8 例患者的随访结果见表 2.2，其中一例患者的情况如图 2.16 所示。

　　病例报告：一例 48 岁的女性因左肩疼痛行关节镜下减压术。术前在刺激器控制下以 20mL 0.5%的丁哌卡因诱导麻醉，随之行斜角肌间阻滞。阻滞术后患者出现低血压、自主呼吸减慢。麻醉苏醒后，患者即发现四肢乏力、麻木。查体见左上肢、C5/6 及 C7 支配的右上肢肌肉迟缓性麻痹。左上肢和左侧躯干温度觉、浅感觉严重减退，而右手感觉障碍较轻。关节位置觉及振动觉保留。右手可见血管运动性麻痹及汗腺调节神经麻痹。Bernard–Horner 征阴性。双下肢髋部肌肉均有不同程度的乏力，同时右下肢浅感觉、温度觉障碍。患者的腱反射是敏捷的，但无阵挛。右侧躯干分离性感觉障碍明显。轻触觉的感觉障碍平面在 T4，而针刺觉感觉障碍平面在 T6。损伤发生当天的 MRI 检查未发现明显异常。但 5 天后复查可见 C3 至 T5 脊髓阶段双侧均可见线状、斑片状异常高信号。发病 11 天的躯体感觉诱发电位(SSEP)正常，四肢感觉神经动作电位均保留，双下肢运动神经传导正常。而双上肢正中神经、尺神经的运动神经传导缺失。6 个月时，患者的双下肢肌力恢复。但右侧 C8 及 T1，左侧 C7、C8 及 T1 脊神经支配的肌肉完全瘫痪。如今，患者遗留有严重的肩胛带区及胸部烧灼痛。定量的感觉检查发现患者的四肢振动觉正常，热觉阈值显著升高(尤其是左上肢及左上半躯干)，以及双手出汗减少。由此看来，C7、C8、T1 脊髓水平前角运动神经元梗死，伴支配双上肢的交感神经受累，且合并原发脊髓丘脑束综合征——患者至今仍有剧烈疼痛。

## 2.4.3　神经血管筋膜室内缺血及急性压迫

　　神经血管筋膜室由筋膜包绕神经及轴心血管（而非肌肉）形成的隔

表 2.2　8例斜角肌间沟阻滞后永久性神经功能损伤（随访至少 3 年）

| 年龄（岁） | 性别 | 左/右 | 膈神经麻痹 | 下运动神经元损伤 | | 颈交感神经麻痹 | 上肢交感神经麻痹 | 脊髓丘脑束损伤 | | 疼痛 |
|---|---|---|---|---|---|---|---|---|---|---|
| | | | | 同侧 | 对侧 | | | 同侧 | 对侧 | |
| 52 | 男 | 右 | 有 | C4,C5,C6 | C5 | 无 | 无 | C5,C6,C7 | | 颈部及双肩，PNI 3:VAS 8 |
| 60 | 女 | 右 | 无 | C5,C6,C7,C8,T1 | C6,C7 | 无 | 无 | C7,C8,T1 | 上肢 | 第 7 天疼痛缓解 |
| 55 | 女 | 左 | 有 | C5,C6,C7,C8,T1 | — | 有 | 双侧 | C6,C7,C8,T1 | 上肢及下肢 | 颈部及双肩，PNI 3:VAS 8 |
| 46 | 女 | 右 | 无 | C7,C8 | — | 无 | 无 | — | — | 无 |
| 46 | 女 | 左 | 无 | C5,C6,C7,C8,T1 | — | 无 | 无 | — | — | 颈部及双肩，PNI 3:VAS 8 |
| 60 | 女 | 右 | 有 | C7,C8,T1 | T1 | 无 | 双侧 | C5,C6,C7,C8,T1 | 上肢 C7/8,T1,下肢 | 颈部,双肩及右手，PNI 3:VAS 8 |
| 4[a] | 男 | 右 | 有 | C7,C8,T1 | T1 | 有 | 无 | C5,C6,C7,C8,T1 | T3/4 | 无 |
| 48 | 女 | 左 | 无 | C7,C8,T1 | C8,T1 | 无 | 双侧 | C5,C6,C7,C8,T1 | C7/8,T1 | 颈部及双肩，PNI 3:VAS 8 |

ª 第 4 例患者的球麻痹症状于第 5 个月缓解。

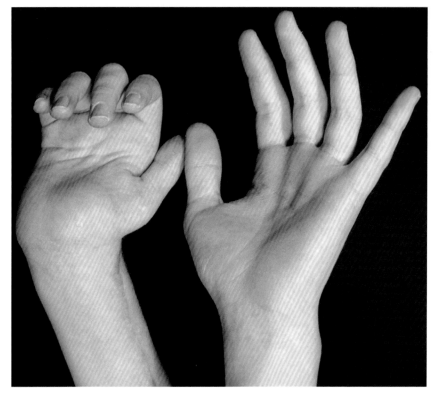

图 2.16　11 岁男孩,斜角肌间阻滞致脊髓前部梗死 7 年后双手改变。

室, 其缺血及急性压迫是由于出血或者输注液体引起的。腹股沟处股神经、前臂尺神经及腿部的胫神经均是此类损伤的高危神经(图 2.17)。该综合征是骨外伤、神经阻滞和血管穿刺的常见并发症。肱骨内侧筋膜室综合征是由 Wilbourne 描述的[38],可能是大部分腋窝区域阻滞后继发锁骨下臂丛神经损伤的原因, 也可以解释该区域许多闭合性或穿透性外伤后的神经血管损伤。此类损伤的进展具有如下特点:感觉异常几乎总是伴有疼痛;感觉消失之后迅速发生,随后 2~3h 逐渐发生瘫痪。Wilbourne 的意见是值得听取的:"正如其他筋膜隔室综合征, 即使隔室内压力增高足以使神经血管收缩,它仍远低于平均动脉压,因此远端脉搏通常是正常的。超声、MRI 及 CT 检查可能发现血管损伤,但因须在极短的时间窗内迅速采

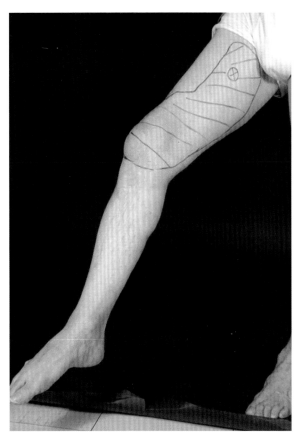

图 2.17　69 岁农民，股三角区血肿致股神经麻痹恢复期。他因主动脉瓣置换术长期服用华法林抗凝治疗。2 个月前，他在跨门时损伤大腿至局部血肿形成，之后 24h，腿部疼痛剧烈，但可自行缓解。感觉缺失区域如图中所示，特殊标记处为 Tinel 征阳性点。损伤 6 个月后，患者康复良好但不完全。

取手术减压以避免不可逆的神经损伤，通常这些检查都不可行。"Sten-ning、Drew 及 Birch[33]具体描述了该综合征。他们描述的 16 例患者均因肩关节脱位或近端股骨骨折导致腋动脉或其分支损伤。迟发型神经麻痹或保守观察过程中损伤症状加重，使得观察者做出了腋鞘内持续性出血的诊断。总共有 87 根神经麻痹。所有紧急手术修复动脉并行腋鞘减压的患者结局均良好。另一例患者在损伤 8 周后方明确诊断，其手功能结局如图 2.18 所示。

### 2.4.4　急性压榨伤引起肌肉肿胀所致的神经缺血

　　神经血管鞘中的神经一旦受压，压迫效应将立即出现。如果压迫在3h 内得到处理，治疗效果常令人满意，但若未及时处理，后果将非常严重。神经的血供分布特点决定了主要动脉的损伤往往会造成肌肉梗死，而非神经干坏死。这个事实常常被极少数局部缺血是完全性缺血的现实所掩盖。有的神经甚至严重缺血达 36h，但其功能仍可完全恢复。曾有一例患者因肱骨髁上骨折后肱动脉血栓形成导致缺血，术中发现正中神经从肘部到腕部的血管蒂全部缺失，前臂屈肌完全梗死，正中神经位于其间。3

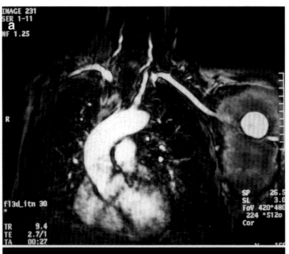

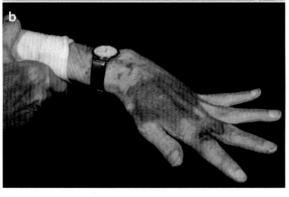

图 2.18　63 岁男性，左肱骨近端骨折合并血肿形成。两次企图通过放射介入方法栓塞破裂的旋肱后动脉，均以失败告终。骨折 8 周后，患者因右心衰竭就诊，诉疼痛剧烈，且有左侧完全性锁骨下臂丛神经损伤。此次就诊，自其左腋窝取出 6L 已变性的血液。之后其疼痛缓解，然而桡神经、正中神经功能恢复很差。(a) 术前 MR 血管造影。(b) 术后 4 年左手外观。

年后,术中发现在正中神经支配区域,汗腺分泌功能和受损的感觉功能恢复。由于骨筋膜间隔压力不断增大,压迫肘部神经伴行血管所产生的效应如图 2.19 所示。在轴心动脉的血运中断之后,肘部的神经伴行血管成为神经侧支循环血供的主要路径[8]。Wajcberg 等人[37]使用高分辨率超声测量成人和儿童肱动脉中血液流速。流量计算方法:用彩超流量信号的速度-时间间隔乘以心率,并依据拉普拉斯方程计算血管横断面流量:BF(血液流量)=[π×(D/2)]²×FV(流速)。4~5 岁儿童的肱动脉的平均直径为 2.7mm,以此计算出其安静时血液流量约为 200mL/min。至此,大家可能会意识到血管直径在拉普拉斯方程中的重要性。同时,泊肃叶定律也强调了直径的重要性,该定律认为,容器流量受 3 个变量影响,即圆柱形容器的半径、容器壁的总张力和压力梯度。泊肃叶定律是描述不可压缩性均匀黏性液体流量(Φ)的物理定律。该定律中,R 表示管内径,P 表示两端压力差,η 表

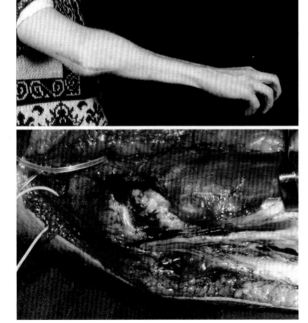

图 2.19 缺血性肌挛缩。下图示肱骨髁上骨折,8 周后显露尺神经。神经外膜血管和回返性侧支血管闭塞,神经受到因梗死而肿胀肌肉的压迫。上图为患肢 14 年后的外形。

示动态流体的黏滞性,L 表示管道总长度。

$$\phi = \frac{\pi R^4}{8\eta} \frac{[\triangle P]}{L}$$

　　儿童肘部尺侧上副动脉的直径不超过 1mm,假设此动脉的压力梯度与肱动脉中一致，那么据上述公式，计算出尺侧上副动脉血流量约为 20mL/min。因此,任何倾向于认为肱动脉等大动脉的血流中断无关紧要的临床医生应该记住这一点[8](图 2.20)。

　　多器官功能衰竭或败血症患者可能会发生危重病性多发性神经病。其机制可能是四肢肿胀和水肿,产生强大内压作用于神经干,促使疾病发生(图 2.21)。

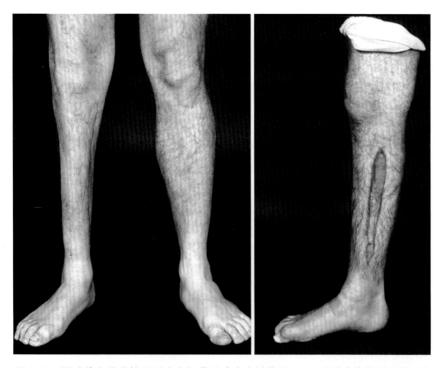

图 2.20　腘动脉在关节镜下后十字韧带重建术中被撕裂。24h 后手术修补了血管。随后患者发生了横纹肌溶解和急性肾衰竭。于是切除了腿部大部分肌肉组织。9 个月后,行跟屈肌腱延长术,患者步态得以改善,而后实施了胫神经减压术,患者腿部神经感觉功能和足部小肌肉部分功能得以恢复。

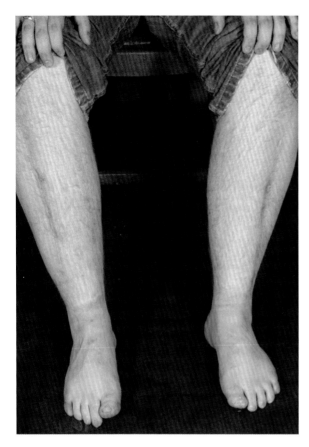

图 2.21　20 岁，男性藏毛窦术后出现了葡萄球菌败血症。横纹肌发生溶解，导致多器官功能衰竭。早期进行了筋膜切开术和双腿胫前腔隙肌肉广泛切除术。术后足部感觉功能和交感神经功能恢复，小肌肉功能也得到恢复。

## 2.4.5　牵拉性神经缺血

　　Lundborg 和 Rydevik[22]指出，若神经节段延长 8%，神经血供会受到破坏，若神经节段延长 10%~15%，那么神经血供会因此中断。然而，在大多数情况下，如果神经牵拉状况能在 30min 内缓解，那么血供和神经传导性能够恢复。如果严重损伤仍持续，血肿不断扩张，将会造成神经牵拉，搏动中的假性动脉瘤便是典型。这种损伤常伴有灼性神经痛，嵌顿在囊壁中的神经的功能恢复通常不佳(图 2.22)。这种情形下，紧急而准确的处理常可以挽救患者。神经被纤维化组织勒住持续数月甚至数年，其部分功能仍可恢复，这显示了神经的顺应力；另一方面，若病因能在 3~4h 内去除，那么

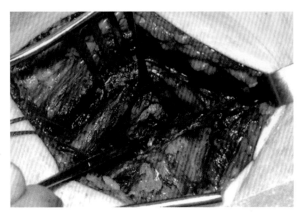

**图 2.22**　68 岁女性，在夜间行全髋关节成形术后，出现剧烈疼痛，且坐骨神经出现持续加重的损伤。3 个月后坐骨神经被组织血肿牵拉。患者疼痛减轻，但神经功能并未恢复。

神经功能有望完全恢复。筋膜鞘急性压迫神经干与血肿性内部压迫神经的不同可以通过以下病例予以说明。

病例报告：患者为 28 岁女性，胫腓骨骨折后行切开复位内固定术，7 天后行同侧髂嵴骨移植术。在诱导全身麻醉前行股神经阻滞。操作中，尽管患者主诉出现强烈灼热感和大小腿前部放射性疼痛，但麻醉医师仍坚持在其腹股沟处完成了局部麻醉。患者苏醒后的 3 天里，一直存在剧烈疼痛，予数百克吗啡才能控制。随后患者发现脚底开始失去知觉，且踝关节无法运动。术后第 3 天，查患者血红蛋白低于 8g/dL。令人意外的是，7 个月后，患者不仅出现严重股神经病变，还出现了严重的骶丛神经病变。股神经病变引起了剧烈的疼痛，患者大腿前部皮肤出现持续物理性触摸痛。由于剧痛，患者无法行走，变得很虚弱，且左下肢位置觉消失。

患者受伤 9 个月后，行 NPI 示神经感觉和运动传导功能正常。肌电图示左侧股内肌出现一些小多相运动单元，其余运动单元正常。定量感觉检查 (QST) 示患者整个左下肢的关节位置觉很差，甚至波及臀部。另一方面，左侧拇指振动感觉阈值在正常范围，但整个左下肢的单纤维刺激和温觉阈值升高，且针刺觉不完全性缺失。疼痛在臀部伸展时加重。在患者受伤 11 个月后，行股神经探查，发现神经周围筋膜明显增厚。股神经变窄，并因神经外膜循环减少而发炎。在神经干内，没有任何一条独立神经束有受损迹象。行解压术后，股神经缩短了约 10cm。于股神经近心端置入组织导管,局部麻醉达 48h,随后患者疼痛明显缓解,行走情况明显改善。术后 9 个月,患者双侧臀部和膝盖处肌肉肌力为 MRC 5 级(英国医学研究委员会肌力测定法),但在下肢关节的位置觉仍很差。

该病例机制为,在包绕的筋膜鞘内,注射的丁哌卡因进入神经外膜和血肿引起了股神经的受压绞窄。疼痛非常严重,以至于医生忽略了同侧髂峪供区的持续出血所引起的更加隐蔽、无痛的损伤。血肿对于有髓鞘传入纤维的损伤尤其严重,且其中一些损伤是不可逆的。经过 3 个月的治疗,有髓鞘传入纤维和更小的有髓鞘传入纤维功能恢复,这些损伤由传导阻滞引起。行股神经传导阻滞操作时,一旦出现剧烈疼痛,应该立即中断药物注射。

## 2.4.6 急性压迫伤

对于闭合性压迫损伤,当外力作用于意识清醒患者的肢体时,常引起神经传导阻滞。但如果外界压迫力不断增大,会造成比神经传导阻滞更严重的损伤。不同神经纤维的神经功能恢复的进程也有所不同,且人体内无髓鞘神经纤维功能恢复不佳的情形并不罕见。通常交感神经传出纤维受损最小。一些神经的损伤是不可逆的。如果压迫持续,那么损伤将更加严重。

病例报告:患者女性,22 岁,身材修长,因局部的骨纤维结构发育不良,出现右侧股骨中段骨折。内固定术的过程困难,持续了 7h。术中,为便于使用图像增强器,患者对侧左腿一直保持外展屈曲体位。术中使用了肌肉松弛剂(七氟醚),醒来时患者出现左侧完全性坐骨神经麻痹,但左侧大腿或腿部无挫裂伤。术后 2 个月,NPI 提示坐骨神经呈完全性退行性病变,且腿部和足部肌肉的腘绳肌出现广泛去神经支配现象。术后 8 个月,患者诉疼痛逐渐加重,但足部感觉功能有所好转。膝屈肌肌力 MRC 4 级,后脚跟屈肌可自主活动,但足部仍有血管舒缩性和汗腺分泌性神经麻痹。患者双侧坐骨神经的神经干叩击试验呈明显阳性,提示神经再生率略高于 2mm/d。14 个月后,患者腿部和足部肌肉功能逐渐恢复,可以定位感知对足部皮肤的轻触,但足底仍有交感神经麻痹,伴有疼痛。复查 NPI,没有检测到腿部胫神经的感觉神经传导或者运动神经传导信号。腓总神经运动神经传导减慢。腿部肌肉的肌电图提示存在持续性去神经支配,伴多相不规则聚集的侧支新生神经的神经再支配。18个月后,患者病情进一步好转,疼痛减轻。定量感觉检查提示脚底皮肤热度阈值提高,冷度阈值降到正常范围。单纤维感觉阈值提高,而针刺时从中部向下出现急剧的不适感。左侧足底出汗量减少,约为右足底的一半。振动阈值明显提高,提示最大的和最小的神经纤维可能受损最严重。

由于这样的损伤会影响生长发育,所以如果发生于儿童,其后果将十分严重。

病例报告:患者,12岁男孩,从秋千上跌落,疼痛剧烈。左臀部有很深的挫裂伤,并出现了高位坐骨神经麻痹,波及臀上神经。腓总神经受到严重损伤。6周后,NPI提示该神经所支配的所有肌肉出现了传导缺失和去神经支配。胫骨区域的高级传导功能减弱。1年后,肌肉功能明显改善。胫骨区域的高级传导功能恢复。健侧腓总神经的高级传导功能缺失,运动传导功能振幅下降至10%以下。2年后,患者神经功能恢复,但左下肢比对侧短1.5cm,并出现马蹄内翻足。

## 2.4.7　压榨伤

压榨性损伤、意外性横断损伤、牵引性损伤和被忽视的局部贫血是医源性损伤的四大来源。尽管压榨伤被认为是压迫伤的极端形式,但临床证据提示它的危害远大于压迫伤。如果压榨伤的病因没有立即去除,那么神经损伤将很快发展成为神经断伤。最极端的例子当然是神经被缝合线缠绕。神经损伤的程度取决于缝合线的材料和绞榨的松紧度。神经也可能被用于固定错位骨片的不锈钢丝分离。然而,如果能在1~2h内将缝合线去除,那么神经功能有望恢复,若超过此时限,则神经功能将难以恢复(图2.23)。这种损伤不仅是缝合线的物理性压榨,它也会即时引起炎症反应。这种损伤发生时,缝合线不只会缠绕住神经,还会拉长神经。此时常出现剧烈疼痛,且常与体位有关。一旦拉伸有拴系神经的患肢,将会引起剧烈的疼痛(图2.24)。在40例缝合线从神经旁穿过而造成意外拴系的病例中,有的甚至发生在神经手术中。当缝合线在数小时内通过手术去除,疼痛可

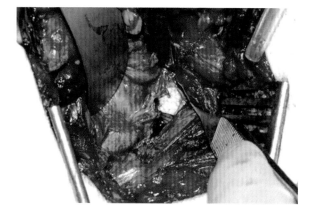

图 2.23 48 岁女性,全髋关节成形术后出现坐骨神经不完全性损伤和剧烈的疼痛。8 周后,术中显露坐骨神经如图所示,该神经被缝合线环绕固定住。疼痛虽有所缓解,但神经功能并未完全恢复。

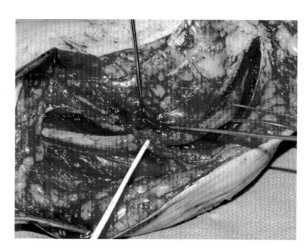

图 2.24 38 岁女性,关节镜下关节囊修复术后,出现剧烈疼痛和尺神经功能部分损伤。疼痛在肘部伸张时加重。4 天后,术中显露尺神经如图所示。此神经被一个夹子别住了。当去除夹子后,疼痛有所减轻。随后尺神经功能出现明显恢复,但血管舒缩和汗腺分泌功能并没有恢复,且小肌肉群肌力减弱。

立即减轻,且神经功能恢复良好。缝线去除术在 2 周内实施,疼痛通常会缓解。上述病例中,神经功能的恢复通常不完全,而后取下绷带时,神经很少能有效恢复。经验表明,更好的处理方式应该是切除损伤相对较小一侧的缝线。

陷入骨折处或者关节处的神经将不可避免地经历一段时间的缺血性传导阻滞,这个过程会持续 2~3 天,随后出现脱髓鞘反应。但如果在 7~10 天内解除神经压榨,神经功能仍有望恢复。如果在骨折手术中应用金属压板和张力带,而未游离出神经,那么其后果将更加严重(图 2.25)。这种情

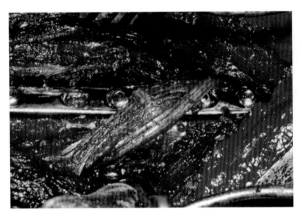

图 2.25 桡神经在首次手术后被压迫在钢板下48h后，从中游离出来时的外观。随后疼痛减轻，但是仅有桡神经功能不完全性恢复，以至于需要行屈肌伸肌转移。

形下,切除的材料显示出正常结构的横断面,其中有密集的纤维化区域。骨和金属板间的压迫效应可通过该病例说明。一位警惕性较高的外科医生,近距离记录了一台高难度的肱骨干骨折内固定术,他发现被保护的桡神经已经滑落到金属板和骨头之间。桡神经被立即游离出来。压迫过程持续最多5min。6周后,尽管神经干叩击试验提示损伤自然痊愈,但在医生的坚持下,重新找到了那条神经。这条神经已经重建了,神经外膜变厚,但神经外膜血管是伸展的,并且神经束没有被切断。轴突断裂顺利恢复。

## 2.4.8 牵拉伤

椎管外的周围神经具有很大的抗张强度, 但是如果它们被牵引延长12%或以上,其功能将会受到损伤,损伤的程度取决于意外的种类和保持延长状态的时间(图2.26)。区分拉伸作用是作用于血管还是神经传导组织是困难的。Haftek[17]描述了在神经纤维束中的延长作用的过程,即先是神经外膜的延长,然后是神经纤维不规则层的矫正。Fontana 螺旋带消失,提示周围神经条带的出现是由于个别神经纤维的波形排列引起。Haftek还观察到在周围神经破裂前, 神经纤维损伤表现为神经失用症或者轴突断裂。Ochs 等人[28]为了研究拉伸对神经的影响,将孤立的一部分神经段放置于氧舱中,防止缺氧症的发生。用很轻的拉伸力将神经纤维的曲折错位拉直。当神经被拉伸延长了15%左右时,Fontana 螺旋带消失。应用2g或

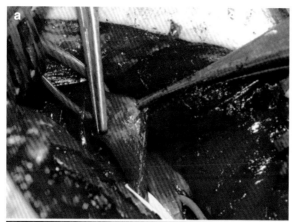

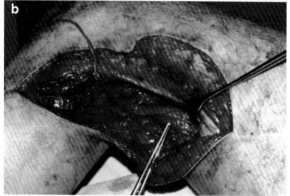

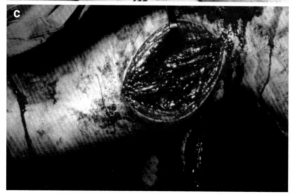

图 2.26　牵拉伤。(a)肩关节前脱位 4 天后的腋神经显露图。神经束破裂并且回缩到原来的神经外膜内。(b)腓总神经牵拉伤膝关节内翻损伤。经过 9 个月的治疗后，神经功能广泛恢复（轴突断伤）。(c)右上肢的严重暴力拉伤。正中神经延长超过了 100%。而后又经过 3 年的治疗，患者手部皮肤感觉恢复，前部屈肌功能部分恢复。交感神经纤维功能恢复。

以上的拉力会引起神经纤维马上形成串状,但可立即复原。实际上,复合神经动作电位在它消失前的最早期就会出现增强。

在闭合性牵拉伤中,当神经外膜破裂时,神经束膜虽然被牵拉,却依然保持完整的现象是很常见的。这种损伤通常伴发出血进入神经外膜内,波及范围可达数厘米。虽然如此,我们也遇到过这种情形:当神经遇到骨折片角时,即使神经外膜完整无损,神经束膜却发生了破裂。在受伤后的24h内,显露神经时可以很容易发现这种类型的损伤(图2.26)。在极度严重的神经牵拉伤中,神经可能破裂或者从肌肉中被拉出。残端广泛回缩,这种情况只能通过急诊手术予以控制。如果手术中钻孔操作使得神经被拉长超过了15cm,神经功能将受到破坏。

任何持续一段时间的关节姿势畸形的矫正手术,通常会给那些通过破坏该关节并适应关节畸形走行的神经和血管带来风险。康复病房的医务人员曾遇到一例成年患者,因脑瘫性脉冲缺失导致踝关节畸形,患者要求进行双侧膝关节站立屈曲畸形的矫正治疗。尽管最终没有进行任何治疗,但一侧下肢的膝关节的截肢术经证实是有必要的。

病例报告:一名64岁的健康男性,患有严重的右膝关节骨性关节炎,合并严重的固定屈曲畸形。作为全髋关节成形术的第一步,关节囊切开术的目的是恢复关节的伸展。术后当晚,胫神经和腓总神经出现完全性损伤。22个月后,神经生理学检查提示神经感觉和运动传导功能缺失。在进行胫前肌的重要神经移植术后,胫前间隔远端的肌肉功能恢复(EHL,EDC)。虽然如此,胫骨前肌出现了纤维变性,使得该肌肉不能活动,同心针肌电图提示典型的、固定的电阻。除了神经牵拉伤外,可能还有胫前动脉血流中断造成的损伤。

病例报告:13岁严重脑瘫女孩,行左膝腘绳肌移植术以矫正屈曲畸形。术后当天,患者的腿部和足部出现剧烈疼痛,阿片类镇痛无效,患者及其母亲有8周不能正常睡眠。患者体重剧减,8周后我们见到她时,我们知道这种神经损伤位于深处,但是是不完全性的。患者主诉有神经烧灼痛,损伤处皮肤的变色程度与剧烈的机械痛性觉过敏一致。术中发现,患者胫神经和腓总神经在腘窝处被筋膜和瘢痕拉伸和压迫,甚至被勒紧。腓总神经被拉伸,其直径减少至正常长度的一半,神经外膜的血管消失。胫神经发炎并嵌入血管粘连处。行神经外松解术,术后 48h 置入组织导管,注入局麻药物。胫神经疼痛缓解,但腓总神经疼痛仍持续,之后两条神经功能均恢复。9 个月后,患者的足部能够穿鞋和负重。患者母亲描述了疼痛好转后,足部的血管舒缩功能和汗腺分泌功能仍存在障碍。在这个病例中,神经牵拉损伤了神经外膜血管、髓鞘和轴突,合并出血和持续炎症导致的血肿的压迫。虽然应用了大量药物以控制疼痛,但却忽视了持续存在的局灶性损伤因素一直在起作用。

这可能是个例,对于严重膝关节或其他关节屈曲畸形矫正术的患者,在术前、术中和术后不只监测神经传导,也监测邻近主要动脉的血运情况[23]。

类似的情况发生在肢体延长术中,即使其造成的改变在数周内缓慢发生。Nogueira 等人[26]在 814 例肢体延长手术中使用了感觉压力监测装置,76 例(9.3%)发生神经损伤。在行胫骨发育不良的延长术时,发生神经损害的风险翻倍。病例中绝大部分受累的神经被实施了减压术,76 例患者中,有 74 例神经功能恢复。这项令人钦佩的工作得到了明确的结论:延长术的手术过程应当缓慢谨慎;一旦神经受到影响,应尽早减压;用感觉压力监测装置监测神经功能比临床检查更加灵敏,最大有髓神经纤维最容易受到损伤。这项工作给予了预防性忠告。对畸形病例的分析提供了潜在的神经血管束畸变的信息;框钉的钻孔应与神经束方向相反,同时要避免使用神经肌肉阻滞药物。剧烈的疼痛提示神经或者血管的损伤,或者两者同时受损。如果轻敲贯穿线时出现 Tinel 征,提示贯穿线穿过了或者邻近神经干。

病例报告:患者女性,35 岁,因 Blount 病行手术后,出现严重膝关节和腿部畸形。于是行胫骨和腓骨两个平面的截骨术,并用 Ilizarov 外固定架固定。随后出现深在的、无痛性胫神经和腓总神经麻痹。14 天后暴露神经发现,无明显异常。18 个月后,两条神经功能都没有得到恢复。

## 2.4.9　热损伤

冻伤的作用机制已经被广泛地研究,在第一次世界大战中,"壕沟足"是致残的常见原因;在第二次世界大战中,"浸泡足"更为普遍。Donaghy[13]描述了霜害引起的冰冻伤,这种损伤中,坏死组织和存活组织间有清晰的界线。沃勒变性是冰冻伤的早期特征。Donaghy 指出的第二种类型的冻伤是延长浸在冷水或延长暴露在冰点下环境中的时间。有髓神经纤维和无髓神经纤维都受到损伤,可能进入了一个缺血再灌注的循环。

在现代生活中,热损伤可能与临床工作更相关,大部分热损伤是由于关节置换术中水泥聚合产生热量损伤主要神经。神经会被高热和电热疗法破坏。Xu 和 Pollock[39]从生理学和形态学上检测了 47℃~58℃的热量对小鼠坐骨神经的作用。发现有髓神经纤维更容易直接受到高热的损伤,首先表现为可逆性的传导阻滞,当温度升高时,出现轴突变性。低热损伤会引起继发于热伤性血管病变的延迟性选择性缺失。因此,在关节置换术中有必要考虑到神经损伤的风险,切记聚合水泥混合约 15min 后将升温至 95℃,并且随后 12min 里温度高于 70℃。Birch 等人[2]曾检测一条聚合水泥热损伤的坐骨神经的长度。随后,他们研究了聚合水泥热损伤对正中神经的作用,患者是一例因为臂丛神经完全性节前损伤而手臂截肢的患者。值得注意的是损伤的局部特征:尽管烧伤处轴浆和髓鞘破坏,在水泥的边缘 10mm 处发现了正常的有髓神经纤维和无髓神经纤维(图 2.27 和图 2.28)。

热损伤会导致神经和邻近组织广泛的纤维化。必须考虑紧急切开包绕的焦痂(图 2.29)。

## 2.4.10　电休克

Hobby 和 Laing[20]从 3300 例患者中选出 169 例电损伤病例,认为其可以分为 4 种类型:真电损伤,即电流通过导体穿过皮肤达到组织;电弧伤,即电流从外部到身体再到地板;间接性火焰烧伤,来自着火的衣服;直接烧伤,来自电热物体。合理的自发性痊愈发生于邻近组织血供没有受到破

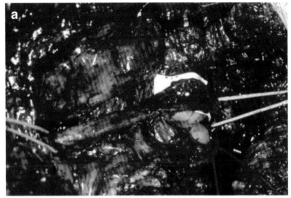

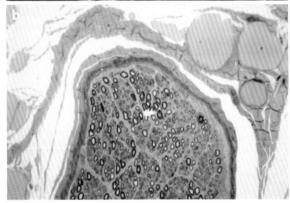

图 2.27 全髋关节成形术中聚合水泥造成的坐骨神经损伤。(a)首次手术后 1 年显露坐骨神经,神经旁可见水泥挤压。(b) 严重损伤的腓总神经被切断并移植。靠近聚合水泥 1cm 处的近侧端相对正常。甲苯胺蓝(×100)。

坏的情况下。Clifton[12]等人建议对电烧伤的病例立即进行神经干修复,可选用全厚游离皮瓣覆盖的神经或者带血管的神经来作为移植物,如上臂外侧皮瓣内的前臂外侧皮神经。

　　如果电接触是短暂的,可能不会有灼伤,但是电通路会破坏细胞膜。在这个过程中,肌肉和神经细胞尤其容易受损,称为电穿孔,而这可能立即引起诸如肌肉痉挛和角弓反张等临床表现。

　　病例报告:患者男性,34 岁,被闪电击伤。患者立即出现意识丧失和心脏骤停,但幸运的是,他被成功抢救。受伤时患者戴着一条很重的金链,闪电伤的入口位置在颈部右侧,出口位置在左侧。患者的胸部、腹股沟和腿部的上下部出现 2 级闪电烧伤,整个躯干部出现浅层烧伤,呈羽毛状或

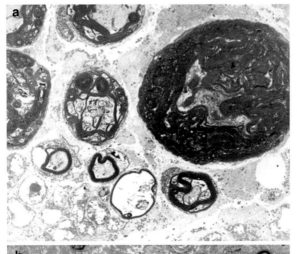

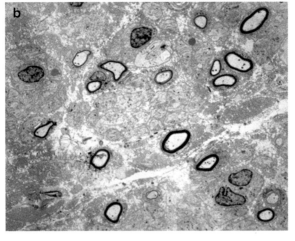

图 2.28　因暴露于速凝水泥而遭受到热损伤的正中神经，神经损伤纵切面图示。(a)损伤处轴浆和细胞分子的实际破坏情况(×3600)。(b)离损伤处 10mm 处健康的轴突和胶原(EM,×3000)。

扇状。其患有 C5 级四肢瘫痪,伴大小便失禁。受伤 2 年后,患者四肢肌力明显恢复,能重新行走和控制二便。QST 检查提示患者四肢感觉阈值的所有参数均正常,但右下肢振动阈值升高。NPI 检查也提示四肢感觉和运动传导功能正常,但是有持续的 C5 和 C6 肌节的去神经支配。初始病变为严重的弥漫性感觉运动的自主神经系统病。后来的恢复情况提示 C5 和 C6 前角的永久性损伤,可能与烧伤入口位置和出口位置相关(图 2.30)。

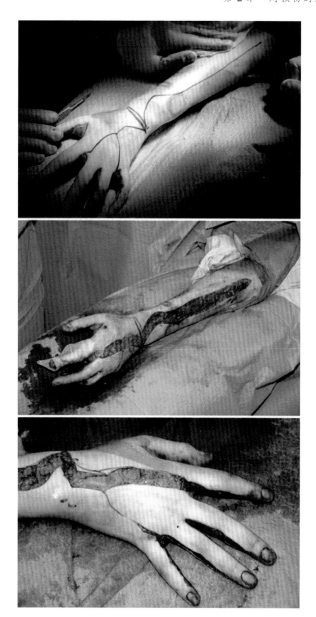

图 2.29 汽油燃烧引起的全层皮肤烧伤紧急的一般皮肤和绷带切开处理。

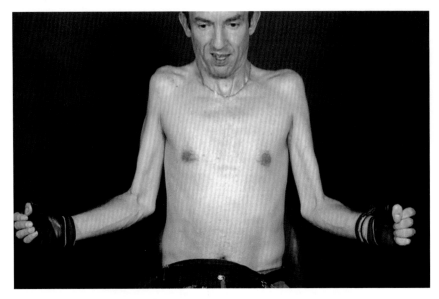

图 2.30 闪电击伤 2 年后的上肢功能。请注意肩部和手臂的肌肉萎缩。

## 2.4.11 注射损伤

神经束膜可能会被引起神志清醒患者剧痛感的针状物尖端损伤。如果患者关于疼痛的表述被忽略,并且这种注射伤及神经,那么结果可能会非常严重。被注射到神经的常见有害物质包括类固醇制剂、静脉使用的麻醉药(如硫喷妥钠)、非甾体抗炎药、抗焦虑药(如安定)、抗生素、局麻药。通常受到损伤的是颈部和腋窝的臂丛神经、手臂的桡神经、肘部的正中神经和臀部的坐骨神经。一般而言,严重的局部和放射性疼痛的发生提示药物被注入神经。延迟发病常由于药物注射到神经附近而后扩散所致。4 例患者注射糖皮质激素治疗腕管综合征后引起持续疼痛,因此在注射后的 2~8 周内,应不定时测定正中神经功能。神经发炎肿胀超过了约 3cm,并被薄膜粘连包绕,但没有症状表明针头刺进了神经干。

正如人类习性与小鼠不总是匹配一样,人类注射损伤也并不总是与小鼠神经注射性损伤相匹配。完全性的恢复并不是一成不变的;有害物质注射后随之而来的是神经外膜纤维化变性,有时伴有密集的神经内瘢痕。

这两种不同的反应可以由以下的病例来解释。

病例报告：患者男性，40 岁，身材苗条，行需要显露膝关节处腓总神经的手术。在诱导全身麻醉后使用 0.25% 的丁哌卡因对切口进行浸润性麻醉。这使得踝关节伸肌群痉挛，提示针尖刺入过深。随后显露该神经，发现神经外膜被注射的液体严重撑大。虽然其中的神经束是完整的，但有一段长约 4cm 的神经外膜的循环血管消失。切开神经外膜以减压神经，随后完成手术。患者苏醒后出现无痛性足下垂伴感觉缺失。6h 后，感觉恢复，这是足背屈肌恢复的第一个信号，36h 后完全恢复。我们认为可能是及时的减压处理挽救了患者的腓总神经。

病例报告：患者女性，45 岁，因患风湿性关节炎服用泼尼松，在肘部静脉穿刺时手部出现剧烈的刺痛。示指和中指疼痛持续伴感觉异常，然而肌力和交感神经功能正常。24 个月后，损伤手指的感觉传导振幅和速度减少至正常的一半。强阳性的 Tinel 征提示了正中神经的损伤平面，在此处将正中神经显露，发现其神经外膜增厚并与邻近组织粘连。切开神经外膜，观察到两条神经束有神经瘤。行神经外部松解术后，置入导管以输注局部麻醉药物并维持 24h 后，患者疼痛减轻。

病例报告：患者为 6 岁男孩，在臀部注射抗生素时，立即出现剧烈的疼痛。两年后，患者因同侧的股骨、股骨和足缩短而出现严重的马蹄内翻足。此时行神经生理检查提示广泛变性的损伤。腓总神经无运动和感觉传导信号。肌肉出现广泛的去神经支配，但是腓总神经现象比胫神经的去神经支配更加明显。经过跟腱延长、足部肌肉移位、足部侧柱缩短、跟骨截骨内移术和胫骨后肌前移等多个手术后，患者足部姿势得以改善。

Pandian 等人[29]追踪了 65 例由肌内注射各种药物引起的坐骨神经和桡神经损伤的病例。所有病例均出现轴突病变，仅有 1/3 的病例出现神经再支配。通常会出现疼痛。如果患者处于生长发育期，那么疾病造成的后果会尤为严重。

## 2.4.12　振荡损伤

Stromberg[34]增进了人们对这个困难和充满争议的领域的认识。手持振动工具的日常使用可能会导致手–手臂振荡综合征，包括3组综合征：感觉–神经性、血管痉挛性或两者兼而有之。寒冷耐受不良为1/2的感觉–神经性症状患者表现的明显症状。神经传导、振动触觉和温度觉的损伤发生于所有的病例中，且绝大多数损伤正中神经。骨间背侧神经的活组织检查提示有脱髓鞘现象、神经内膜和神经束膜的纤维病变，以及轴突消失。

## 2.4.13　辐射和周围神经

Vujaskovic[36]发现周围神经暴露在超过20Gy的辐射环境中，其功能会受到破坏。神经解剖位置越深，形态越大，那么受到影响就越严重：首先是轴突内出现改变，即微管和神经丝的密度增高。损伤机制或许可以这样考虑：①软组织纤维化造成外压性损伤；②神经内部损伤。后者影响到轴突、施万细胞和髓鞘，与脉管炎有关，而脉管炎最终导致纤维化(图2.31)。这个影响会波及主要血管[4,13](图2.32)。神经组织所能耐受的辐射量很可能取决于辐射总量和暴露于辐射的时间，但存在着个体差异，而且可能存在个体敏感性。

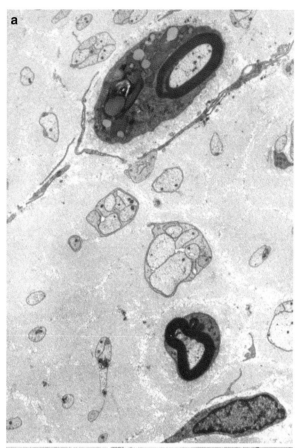

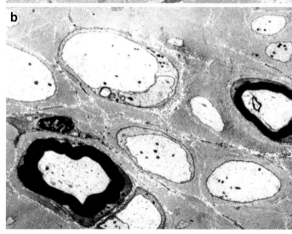

图 2.31 放射性神经病变。乳腺癌患者经两年半的放射治疗后，行臂丛神经侧干活检的电子显微镜图片。(a)广泛的胶原蛋白化，轴突和髓鞘消失(×4125)。(b)广泛的脱髓鞘病变(EM,×4125)。

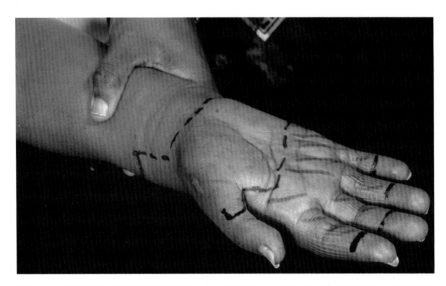

图 2.32　辐射诱发的锁骨下动脉第三支血栓形成。38 岁女性,因乳腺癌行一个疗程的放射治疗,6 周后,患者出现剧烈疼痛、肿胀和麻痹。患者全部手指的指端感觉消失。手掌能感觉到轻触,但不能定位。腕横纹近端的感觉功能正常。手和前臂的骨骼肌和平滑肌功能均未能恢复。

## 参考文献

1. Birch R, St Strange FGC. A new type of peripheral nerve lesion. J Bone Joint Surg Br. 1990;72B:312–3.
2. Birch R, Wilkinson MCP, Vijayan KP, Gschmeissner S. Cement burn of the sciatic nerve. J Bone Joint Surg Br. 1992;74B:731–3.
3. Birch R. Reactions to injury. In: Birch R. Surgical disorders of the peripheral nerves. London: Springer; 2011. p. 77–114, Chapter 3.
4. Birch R. Clinical aspects of nerve injury. In: Birch R. Surgical disorders of the peripheral nerves. London: Springer; 2011. p. 145–90, Chapter 5.
5. Birch R. The closed supraclavicular lesion. In: Birch R. Surgical disorders of the peripheral nerves. London: Springer; 2011. p. 375–428, Chapter 9.
6. Birch R. Pain. In: Birch R. Surgical disorders of the peripheral nerves. London: Springer; 2011. p. 527–62, Chapter 12.
7. Birch R, Eardley W, Ramasamy A, Brown K, Shenoy R, et al. War nerve injuries part 1 – epidemiology: part II – outcomes. J Bone Joint Surg Br. 2012;94B:523–35.
8. Blakey CM, Biant LC, Birch R. Ischaemia and the pink, pulseless hand complicating supra-condylar fractures of the humerus in children. J Bone Joint Surg Br. 2009;91B:1487–98.
9. Bonney G, Gilliatt RW. Sensory nerve conduction after traction lesion of the brachial plexus. Proc R Soc Med. 1958;51:365–7.
10. Brouwers PJAM, Kottiuk EJBL, Simon MAM, Prevo RL. A cervical anterior spinal artery syndrome after diagnostic blockade of the right C6 nerve root. Pain. 2001;91:397–9.

11. Carlstedt T. Central nerve plexus injury. London: Imperial College Press; 2007.

12. Clifton JF, Hall FJ, Guerroro JS. Electrical burn injuries. In: Gupta A, Kay SPJ, Scheker LR, editors. The growing hand. 1st ed. London: Mosby; 2000. p. 693–700.

13. Donaghy M. Toxic and environmental disorders. In: Donaghy M. Brain's diseases of the nervous system. 12th ed. Oxford: Oxford University Press; 2009. p. 141–64, Chapter 5.

14. Dyck PJ, Dyck PJB, Engelstad J. Pathological alterations of nerves. In: Dyck PJ, Thomas PK, editors. Peripheral neuropathy. 4th ed. Philadelphia: Elsevier Saunders; 2005. p. 733–829, Chapter 32.

15. Fowler TJ, Danta G, Gilliatt RW. Recovery of nerve conduction after a pneumatic tourniquet: observations in the hind limb of a baboon. J Neurol Neurosurg Psychiatry. 1972;35:638–47.

16. Groves MJ, Scaravilli F. Pathology of peripheral neurone cell bodies. In: Dyck PJ, Thomas PK, editors. Peripheral neuropathy. 4th ed. Philadelphia: Elsevier Saunders; 2005. p. 683–732, Chapter 31.

17. Haftek J. Stretch injury of peripheral nerve. J Bone Joint Surg Br. 1970;52B:354–65.

18. Hall S. The response to injury in the peripheral nervous system. J Bone Joint Surg Br. 2005;87B:1309–19.

19. Harriman DGF. Ischaemia of peripheral nerve and muscle. J Clin Pathol. 1977;30 (Suppl II):94–9.

20. Hobby JAE, Laing JE. Electrical injuries of the upper limb. In: Tubiana R, editor. The hand, vol. III. Philadelphia: WB Saunders Company; 1988. p. 779–87.

21. Lawson SN. The peripheral sensory nervous system: dorsal root ganglion neurones. In: Dyck PJ, Thomas PK, editors. Peripheral neuropathy. 4th ed. Philadelphia: Elsevier Saunders; 2005. p. 163–202, Chapter 8.

22. Lundborg G, Rydevik B. Effects of stretching the tibial nerve of the rabbit: preliminary study of the intraneural circulation of the barrier function of the perineurium. J Bone Joint Surg Br. 1973;55B:390–401.

23. Martin JN, Vialle R, Denormande P, Sorriaux G, Gad H, Harding I, Dizien O, Judet T. Treatment of knee flexion in contracture due to central nervous system disorders in adults. J Bone Joint Surg Am. 2006;88A:840–5.

24. Montgomery AS, Birch R, Malone A. Sciatic neurostenalgia: caused by total hip arthroplasty, cured by later neurolysis. J Bone Joint Surg Br. 2005;87B:410–1.

25. Nash TP. Comment on: "A cervical anterior spinal artery syndrome after diagnostic blockade of the right C6-nerve root". Pain. 2001;91:397–9.

26. Nogueira MP, Paley D, Nave A, Herbert A, Nolente C, Herzenburg JE. Nerve lesions associated with limb lengthening. J Bone Joint Surg Am. 2003;85A:1502–10.

27. Oaklander AL, Brown JM. Unilateral nerve injury produces bilateral loss of distal innervation. Ann Neurol. 2004;55:639–44.

28. Ochs S, Pourmand R, Si K, Friedman RN. Stretch of mammalian nerve in vitro: effect on compound action potentials. J Peripher Nerv Syst. 2000;5:227–35.

29. Pandian JD, Bose S, Daniel V, Singh Y, Abraham AP. Nerve injuries following intramuscular injections: a clinical and neurophysiological study from North West India. J Peripher Nerv Syst. 2006;11:165–71.

30. Phang IS, Biant LC, Jones TS. Neurostenalgia of the femoral nerve. A treatable cause of intractable hip pain in a young adult. J Arthroplasty. 2009;25(3):498.e15-7.

31. Rabert D, Xiao Y, Yiangou Y, Kreder D, Sangameswaran L, Segal MR, Hunt CA, Birch R, Anand P. Plasticity of gene expression in injured human dorsal root ganglia revealed by gene chip oligonucleotide microarrays. J Clin Neurosci. 2004;2004(11):289–99.

32. Seddon HJ. Three types of nerve injury. Brain. 1943;66:237–88.

33. Stenning M, Drew S, Birch R. Low energy arterial injury at the shoulder with progressive or delayed nerve palsy. J Bone Joint Surg Br. 2005;87B:1102–6.

34. Stromberg T. Vibration induced neuropathy in the hand. Doctoral thesis. Wallin and Dalholm Boktryckeri AB; 1997, ISBN 91-628-2539-9.
35. Suzuki H, Oyanagi K, Takahishi H, Kono H, Yokoyama M, Ikjta F. A quantitative pathological investigation of the cervical cord, roots and ganglia after long term amputation of the unilateral upper arm. Acta Neuropathol. 1993;85:666–73.
36. Vujaskovic Z. Structural and physiological properties of peripheral nerves after intra-operative irradiation. J Peripher Nerv Syst. 1997;2:343–9.
37. Wajcberg E, Thoppil N, Patel S, Fernandez M, Hale De Fronzo Cersosimo E. Comprehensive assessment of post ischaemic vascular reactivity in Hispanic children and adults with and without diabetes mellitus. Paediatr Diabetes. 2006;7:329–35.
38. Wilbourn AJ. Brachial plexus injuries. In: Dyck PJ, Thomas PK, editors. Peripheral neuropathy. 4th ed. Philadelphia: Elsevier Saunders; 2005. p. 1339–73, Chapter 55.
39. Xu D, Pollock M. Experimental nerve thermal injury. Brain. 1994;117:375–84.

# 第 3 章

# 再生和功能恢复

轴突向终末器官延伸生长的过程是再生过程中最引人注目的阶段，但即便它完成生长了，仍无法保证有效功能的恢复[26]。

再生的基础是细胞再生，这个过程与在实验室里、在民众日常生活中受伤或战争中的创伤，都是相似的。但这个过程也会被一些因素所改变，这些因素包括损伤的暴力程度，损伤对相关组织的影响程度，尤其是局部缺血程度和治疗修复前被延误的时间。重要的是，要记住实验室研究与临床之间的差异，前者是发生于神经的可控制、精确和有限的损伤，而临床医生面对的患者则是有着巨大的创伤，涉及软组织、骨骼和血管，有时候甚至是一些危及生命和肢体的损伤。实验室里演示的神经损伤后的轴突再生并不意味着人体功能恢复。疼痛和感觉复苏的现象在小型哺乳动物实验中很少出现，而在灵长类动物实验中这种现象更是少之又少。

一些一般性的结论可以从大量的临床和实验室研究中得出[7]。

●轴突逆行性变性到第一节间的情况只适用于最良性的病变，如用精细镊尖端挤压神经。纵向的神经损伤会比牵拉引起的神经断裂后果更严重，因为后者一般都是由刀或玻璃划伤引起的相对"整齐"的横切面，但这种效应也会随着修复前延误的时间增加而恶化。糟糕的情况是康复期间患者并发全身脓毒症，而更糟糕的则是被忽视的动脉缺血。

●未能修复主要血管和未能确保组织灌注对神经再生是极其有害的，同时也丧失了有价值的功能恢复的机会。

●随着时间的流逝，残端两侧的细胞反应从有利于再生发展为不太有利的变化。致密的胶原蛋白和大量的成纤维细胞是远端残端后期变化的特点。

- 一期缝合良好的神经接近恢复到正常神经的神经系统结构。

- 通过移植修复，再生不仅要跨越吻合口，还需要通过移植体。

- 延迟修复会导致纤维化增生和远端神经收缩，以至于修复过程中无法保证匹配修复。

- 靶组织、肌肉和皮肤的破坏，即使有强大的再生能力也会有功能受限。

# 3.1　神经和轴突横断后的反应

沃勒变性改变了周围神经的局部环境，使其从对轴突的芽生和成长极其不利的环境转变成为支持这一过程的环境[15,16]。切断了的轴突在几个小时以内会自行封闭起来。近端转化为生长锥："一个再生轴突尖端的肿胀区，具有多个伸展的针状的丝状伪足，以及更宽的伸展的薄片状伪足"[20]。丝状伪足富含肌动蛋白，它们会在几分钟之内延伸或收缩。轴突形成新的分支或芽：旁支的芽发自郎飞结，在这一水平轴突的弧仍然完好无损，终端的芽源自幸存的轴突尖端。轴突反应会在几天之内出现，随后支持细胞的数量剧增。具有造血功能的巨噬细胞大量涌入神经内膜，伴随着施万细胞和成纤维细胞内强烈的有丝分裂活动，细胞核的数量会增加6倍以上(图3.1)。

## 3.1.1　施万细胞

施万细胞促进、维持和引导轴突的再生。周围神经系统存在再生的可能，只因为施万细胞和轴突之间的相互作用。增生的施万细胞表达一些表型，这些表型具有有髓鞘轴突、无髓鞘轴突、运动和感觉轴突的特异性[15,16]。施万细胞的增殖，实际上是存活，会被远端主干的损伤严重程度所改变。对延期修复的病例进行活检，特别是并发动脉损伤或脓毒症的损伤，通常会发现施万细胞显著减少。相对的，这些病例的细胞种类主要由成纤维细胞

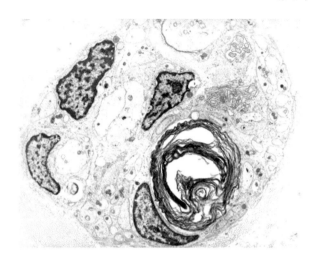

图 3.1　切断 3 周后尺神经的再生。近端残余部分。一个大的有髓鞘轴突的逆行变性，增生的施万细胞和生长的轴突，组成了一个再生单位(×6960)。电子显微镜(EM)下观察。

组成，周围包绕大量的胶原蛋白。这些病例在几个月后通常能检测到髓鞘碎片(图 3.2)。

## 3.1.2　轴突

　　轴突的芽聚集成簇，即再生单位，它被一个施万细胞的细胞质及其基底部所包围。一个再生单位里的芽代表了一个神经元及其轴突的再生能力(图 3.3)。再生轴突的近端被施万细胞所包裹。髓鞘形成由轴突所决定。无髓鞘纤维的再生芽也是如此。日益增长的轴突包裹是一系列复杂的反应所带来的结果，涉及由层粘连蛋白组成的基底膜和诸如存在于施万细胞细胞膜上，以及相邻的轴突和施万细胞细胞膜上的整合素之类的受体[15,16]。

## 3.1.3　重组成"迷你神经簇"

　　即使经过理想的实验室修补，清洁横断后直接缝合，再生的神经纤维依然从神经束膜缝合线处破裂而出并形成迷你神经簇的神经外膜。这种模式通常会出现在神经瘤、许多移植在小型哺乳动物身上的移植物，以及本来用来修复人体却以失败告终的移植物身上。神经瘤是典型的再生轴突，它无法与原来的目标形成任何的联系。其显示了神经元产生新轴突的活力。截肢后经常会发现在主要的神经上生长出 3cm 或以上的神经瘤，

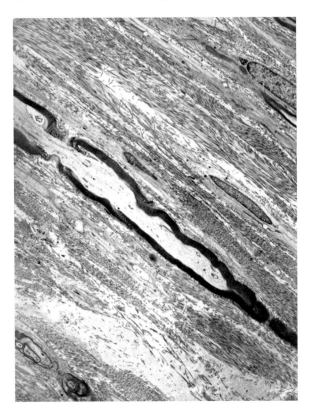

图 3.2　神经和腋动脉断裂 3 个月后的正中神经近端残端,其中腋动脉未被修复。断裂近端 2cm。一条有髓鞘纤维存活嵌入密集的胶原蛋白中。这是非常罕见的再生证据(EM,×3400)。

其中含有丰富的有髓鞘神经纤维而不是混乱地组成迷你神经簇(图 3.4)。也许分隔成迷你神经簇的过程应被视为一种异常的或不完整的再生?

## 3.1.4　指导和选择

　　用精细镊仔细地进行挤压分离,只有轴突会中断,生长锥仍沿着之前施万细胞管的方向延伸。但不幸的是,这种极为有利的情况在临床实践中很少遇到。其他机制在对神经修复后旺盛而混乱的再生的控制方面变得很重要。如果生长锥遇到非神经组织,轴突的伸长和髓鞘的形成仍然会发生。神经瘤就是一个明显的例子。Lundborg[20]区别了营养和向性的影响,即那些在生长发育过程中和受伤之后,支持和维持神经元的因素,以及那些引导轴突再生的因素。一些神经营养因子,包括神经生长因子,除了主要

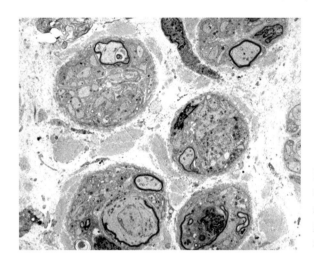

图 3.3 再生单位。尺神经横断 3 周后的神经近端。许多轴突芽、施万细胞突起，开始有髓鞘的逆行性再生(EM,×2784)。

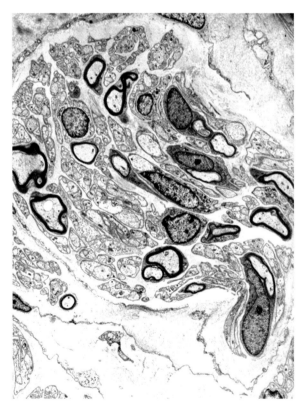

图 3.4 8 岁男性患者,9 周前腓总神经损伤,其近端形成了分隔或迷你神经簇。有髓鞘和无髓鞘纤维施万细胞被由成纤维细胞及其突起组成的神经束膜所包绕,(EM,×3400)。

对神经起营养作用之外,还起到了向性引导作用。实验表明,为近端生长的轴突"提供"选择神经、肌腱及肉芽组织作为远端靶器官的机会。但神经几乎都会专一地朝着另外一侧的神经的方向生长。更进一步的特异性则是可以引导运动轴突到运动末梢,引导感觉轴突到感觉末梢。多余的轴突芽会萎缩[10]。

神经的趋向性也存在局限性:对故意错位的残端进行实验修补时发现,轴突的散布是由神经簇的大小所决定的[15],而非神经簇自身的特性。临床医生在进行神经缝合修复或移植修复时,必须争取局部解剖的准确对位,并且必须认识到皮神经移植后对神经趋向性的局限性。

## 3.1.5  成熟

最初,未受损伤的神经中的轴突芽的数量要多于轴突,但只有那些与末梢器官建立连接的轴突芽会存活下来。随着连接的建立和再生神经的成熟,原本随处可见的施万细胞开始让位于那些排列更有序的健康神经。一些修复大鼠[6]坐骨神经的成熟的实验室研究表明,远端躯干有髓神经纤维的数量在一期缝合时会减少约 25%,在一期移植和二期缝合时则会减少 33%,在预变性和延期移植中则会减少 40%。这些差异与恢复神经支配的肌肉力量和重量这类的功能评定结果相符。

在神经末梢,神经内膜成纤维细胞、巨噬细胞、施万细胞,以及肌肉和皮肤产生的神经生长因子为轴突再生提供了一个有利的环境。当神经的连续性出现中断,或者健康的神经端与另一侧健康的神经端不匹配,轴突就会延伸进入最有利于它生长的环境:去神经支配的末梢残端。神经断裂后早期而精确地缝合能够使神经干获得接近正常的结构重建。以两例断肢再植患者为例,12 个月后进行肌腱松解术时,对其正中神经和尺神经的缝合处进行观察发现,包绕神经束的神经束膜已经更新,神经外膜只有轻微地增厚,没有明显的神经瘤。在 3~4h 内完成的横断面修复,评估其精确度的一个指标就是神经传导的暂时恢复,以及刺激神经干修复近端可诱发一定的肌肉反应。

清洁的断裂神经即使是经过了最仔细的一期缝合之后,似乎仍会出现以下情况：

● 神经纤维数量减少，这些神经纤维可以使其与靶组织成功地重新连接。

● 神经纤维的直径变小。

● 节间缩短。

● 传导减慢。

这些事实不应该允许任何治疗的虚无主义。恢复有用功能的最佳时机在于遵循治疗伤口的基本原则：预防脓毒症，恢复轴向动脉的血流，恢复组织灌注，稳定任何形式的骨折，以及为修复处提供全层的皮肤覆盖。神经本身应该在合理情况下尽可能快地被修复。虽然可能会存在技术的限制，仍需要做更多的工作来改善严重神经损伤的功能。

## 3.1.6　再生的速度

周围神经纤维的再生速度在成人身上大约每天是 1mm；这大约是缓慢的轴浆运输的速度。这个速度在儿童身上实际上会更快。几乎可以肯定的是，一期缝合后的神经生长速度要比二期缝合快，最差的是延期缝合。在缝合之后每天以 3mm 的速度生长，甚至在臂丛神经断裂或高位坐骨神经断裂 24h 内进行的移植术后，也是非常常见的。这是因为这些损伤比更远端的损伤更接近神经细胞[6,8]。

## 3.2　终末靶器官的再生

发生挫伤(轴突断裂)后，来自肌梭和高尔基肌腱受体的传入通路深处的再生通常较好，虽然传入末梢的数量会有所减少 [4,24]。神经断裂修复后的再生则不太有序。肌梭可能会恢复传入神经的支配，这些传入神经一般都是传入高尔基腱器官的。许多腱器官仍然不受神经支配，而且再生的末梢外观也经常不太正常。斯科特提出了以下 3 个有害因素：

● 对传入神经轴突去神经的影响。

● 由不适当的轴突再生引起的后果。

●修复后运动单位重组造成的影响，导致个别腱器官的机械传入发生重大变化。

神经修复后，肌肉通常表现为协调性受损和耐力降低。Fullerton 等[14]对其中的一些原因做出定义，他们发现："最大直径的纤维再生的选择性失败似乎是恢复精细运动失败，其原因很可能是因为这样一个事实，即本体感受的途径，包括传出端 1α、1β 和两组纤维，以及传出端 α 和 γ 的共活化作用丢失。"

然而，中枢受体和效应机制在神经传递后确实有相当大的重塑作用(图 3.5)。肘部独立弯曲而不伴随相关的前臂屈肌的活动，通常出现在由尺神经转位修复肱二头肌肌支 24 个月之后。在因严重臂丛损伤进行肋间神经转位修复肌皮神经手术的成人患者中，肌梭的神经支配恢复及躯体

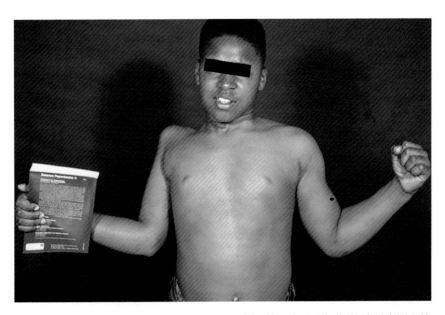

图 3.5　13 岁男孩，右侧损伤。C5、C6 和 C7 撕脱伤。第 2 个月进行修补：附属肩胛上神经的转移，尺神经的一束转移到肱二头肌和肱三头肌的神经内侧头上，前臂内侧皮神经被转移到正中神经的外侧根处。18 个月后结果：外旋动作完全恢复，外展可以达到60°，肘关节屈曲的肌力达到了 MRC 4 级，肘关节伸展的肌力是 MRC 3+级。主动屈伸活动度能够完全达到正常幅度，但不是很协调。

感觉皮层的重组和重新映射已经得到确认[21,22]。

## 3.2.1　皮肤的感觉受体

皮肤的感觉受体在去神经支配后同样会经历缓慢的退行性改变。3年后它们可能会消失。神经移植往往会扭转这些变化,尽管去神经的时间越长,再生将越不完整。

新生儿臂丛损伤接受修复后手部感觉的恢复效果非常好。事实上,感觉功能的恢复远比骨骼肌和交感神经功能的恢复要好。当撕脱的脊神经被远端脊髓节段的肋间神经移植修复后,其相应的皮层仍有准确的定位[1]。成人的情况则很不同。当肋间神经转移到内侧束或外侧束后,刺激那些恢复神经支配的皮肤只会涉及胸壁而很少涉及手部皮肤[18]。

# 3.3　硬膜内损伤后的再生

毫无疑问,通过缝合、转移脊神经前根或脊髓神经的直接移植,脊髓前角的运动神经元能再生出新的轴突。对于这种再生是否能够恢复上肢有用功能的疑虑也不再是一个问题[8,12](图 3.6)。背根再接后的再生会被增殖的星形细胞所阻断,这些星形细胞会形成胶质瘢痕,嗅神经鞘细胞再接复位后再生的作用会被增强[19](图 3.7)。

神经根的撕裂或断裂会对脊髓前角或后角的细胞产生毁灭性的影响。通过与脊髓周围部分的重新连接,部分运动神经元可以被挽救,这种效应还可通过修补并联合应用神经营养因子及神经保护药物来加强[5]。Hart 等[17]表明,损伤后 24h 内进行修补,同时联合应用神经保护药物,脊髓后角神经元可以得到保护。如果没有肌肉传入通路恢复的一些要素,很难解释那些再植术后的成功案例的功能水平。一例 10 年前接受 C6 脊髓神经前根再植术的患者证实肱二头肌肌腱反射和 hoffmann 反射的恢复[13]。或许这表明了有髓传入神经轴突在脊髓神经前根中的作用。

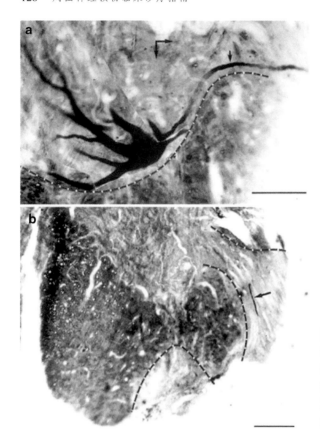

图 3.6　一个充满辣根过氧化物酶(HRP)的运动神经元再生进入撕脱植入的脊神经前根。(a)比例尺为 20μm。(b)比例尺为 200μm。

## 3.4　长段缺损的修复

直接缝合似乎是不可能的，因为在延期修复的病例中神经残端会出现固定的回缩，或者因为神经已经被损伤破坏得过多。弥补这一缺损的方法已经被广泛地研究了 100 多年。这些方法包括：

- 皮神经的自体移植。
- 主要神经的自体移植。可以是带血管蒂的，也可以是游离移植。
- 同种异体移植。
- 非神经材料。

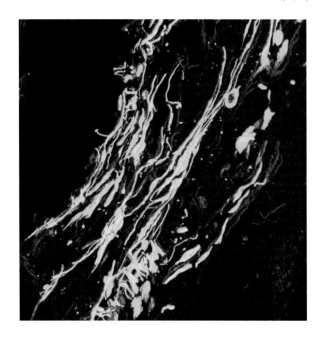

图 3.7　嗅神经鞘细胞（绿色）在背根近端部分。染成红色的再生神经纤维在神经根和脊髓之间传递。原始放大×180。

Sanders[23]发现了施万细胞的本质特征，他把周围神经长段缺损的修复手术分成了两组："那些提供活的有序施万细胞队列的，其下大量的纤维可以生长和变得成熟……和那些能提供类似于人工棚架的……新的纤维和施万细胞可以有序地生长。"

这些方法的优点和一些明显的局限性会在第 5 章有概述。

移植的优势是可以克服张力，在张力状态下缝合的神经在去除保护性夹板后会出现慢性牵拉损伤和缺血。然而，神经闭合性牵拉伤的残端出现广泛的回缩仍然很常见，但是如果在伤后 1~2 天进行手术，把收缩的神经回拉到原来正常的位置也很简单。只要有可能，断裂的神经残端都应该在第一次手术的时候尽可能地接近，即使在不能进行一期修补的情况下。缺乏可用供体移植物意味着坐骨神经应该尽可能地被缝合，即使患者需要忍受髋人字形石膏的束缚，石膏需要数周以后才能逐渐拆除。合理消除神经残端间隙的方法包括相邻关节的仔细移动和适当的定位。延期修补病例中的神经残端间的间隙通常更长。

## 3.5    再生的并发症

### 3.5.1    肌肉功能

虚弱、耐力下降、髋关节的肌力不平衡、协调性受损都是神经修复后比较常见的问题。肌肉挛缩是神经牵拉伤后无序再生的常见并发症。肩胛带特别脆弱（图 3.8）。正常的关节活动需要协调顺畅且可控制的肌肉活动，以及运动神经元的抑制和易化作用进行精确而细致地调控。拮抗肌和主动肌的相互变换是肌腱转移的基础，对于大腿股四头肌肌腱转移或胫后肌腱前移术后的患者中，术后夹板被移除后，患者通常会主动伸展膝关节或踝关节和足趾。在连续性受损的创伤中，这种控制被破坏，特别是臂丛损伤的病例中；需要强调的是，肩胛带的关节是非常脆弱的。无论肌力如何，恢复神经支配的肌肉在肌肉转移后经常出现转换失败。也许是肌梭和腱器官受体的深层传入通路的神经支配缺陷，导致肌肉变得无法识别，毕竟它们既是感受器又是效应器。

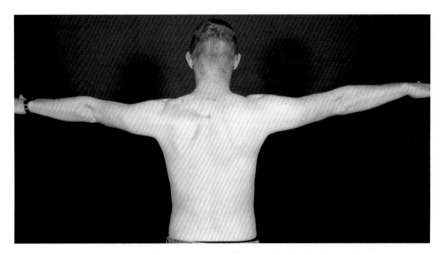

图 3.8    25 岁男性，左肩弹道穿通伤，伤口出口接近肩胛骨内侧缘上端，破坏了肩胛骨水平脊髓段的脊副神经。斜方肌、肩胛提肌和菱形肌间有协同收缩。

## 3.5.2　疼痛

当然,疼痛是神经损伤的常见特征,尤其是在药物仍有效的时候,神经再生本身可能与疼痛有关,特别是在成年患者中。

许多患者都经历过一过性的深层抽搐样肌肉疼痛, 一般发生于臂丛或者高位坐骨神经损伤修复术后数月,以及肌肉功能明显恢复前不久。这是一种可以使人安心的症状,也许是仅有的"好"的神经性疼痛。其与肌肉活动恢复的密切关系提示深层传入通路的重新整合。

通常利用较大的皮神经进行移植修复后,患者会出现过度反应。这些正常的刺激,如凉爽、温暖或针刺被当作令人不愉快的冷、热或刺痛。这种"过度反应"通常会在 2~5 年内逐渐缓解,但它也可能会持续存在直至消失。低温会影响健康的神经:尤其对于那些功能性轴突数量较少的神经,影响更加明显,对于不会明显影响健康神经的低温环境,会对损伤神经,特别是再生不完全的神经产生极其恶劣的影响。无论是运动还是感觉功能都会受到影响。低温不仅影响神经功能,还会影响患肢的皮肤和深层组织,这些组织容易降温却升温缓慢。对低温敏感可能会让屠夫或鱼贩无法返回低温房工作或者到户外使用机器。即使手腕部正中神经修复,也建议另谋他路。

对针刺的夸大反应是痛觉过敏的一个例子, 是对正常疼痛刺激的一种过度反应。这已经很糟糕了,但把正常的非疼痛感觉刺激当作痛觉,情况则更严重。轻触即感觉疼痛:温暖经常感觉为灼热,凉爽感觉为冰冷的刺痛,均属于异常性疼痛,通常提示将要发生或已经存在神经损伤。这在神经再生的后期是很罕见的,一旦其出现了,则预示着严重的后果。典型例子可见于胫骨神经修复后的患者, 患者感觉像是走在灼热的或破碎的玻璃上,他们可能会被迫要求截肢。

重要的是要向患者解释,出现这些奇怪的现象是有原因的。临床医生意识到以下原因也很重要:

- 皮肤神经分布的密度降低了。
- 再生的神经纤维口径较小,联合运输的长度减少,传导速度减慢了。

感觉神经元胞体和轴突的表型出现了变化。

●轴突膜上的门控离子通道发生了改变，相对增多的钠离子通道可能与伤害感受有关。实际上，一种名为 NAV 1.9 的钠离子通道在婴儿神经上是不表达的，这可能是分娩性臂丛神经损伤患者明显缺乏疼痛行为的一个原因(图 3.9)。

●在严重牵拉伤病例中，从撕脱性脊神经中取出背根神经节培养出的神经细胞为我们提供了一个重要的实验模型。受伤后，细胞形态学和受体的表达发生了翻天覆地的变化。那些与痛觉过敏相关的可能会增加[2,3](图 3.10)。

●再生轴突表型的变化为一些患者经历的痛苦提供了一个解释，他们之前都被错误地诊断为"复杂区域疼痛综合征 1 型"(图 3.11 和图 3.12)。除非或直到轴突病灶和随后的再生已经被排除，否则不应考虑这种诊断。

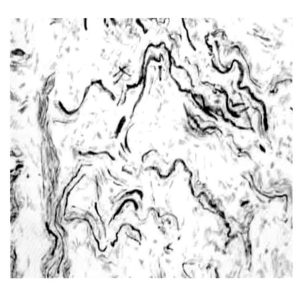

图 3.9　人类痛性神经瘤中的神经生长因子纤维(×40)。

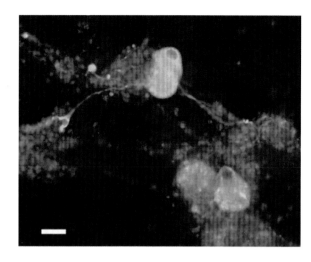

图 3.10  培养出的背根神经节神经元。Gap 43（一种轴突膜蛋白）染成绿色，TRPV1（辣椒素受体）染成红色，卫星细胞核染成蓝色。图中白线=25μm。

## 3.6  神经修复后功能的恢复

神经断裂修复后，功能恢复的质量主要取决于正确生长到靶目标的轴突数量，以及这些轴突以后的生长和髓鞘形成情况。影响这种神经再生的因素包括：

- 修复的迅速程度。
- 对侧神经末梢的质量和生存能力。
- 神经成束匹配的质量和准确性。
- 缝合过程中神经末梢的损伤程度。
- 行神经切除术后缺损的长度。
- 移植物提供的再生通道的数量。
- 神经残端和移植物的成纤维细胞浸润程度。
- 靶肌肉和皮肤的状态。
- 神经修复处的组织环境。

通常在人体组织中起到桥接残端神经作用的轴突中有一些是有髓的。这些发现说明了再生和恢复之间的区别(图 3.13 和图 3.14)。

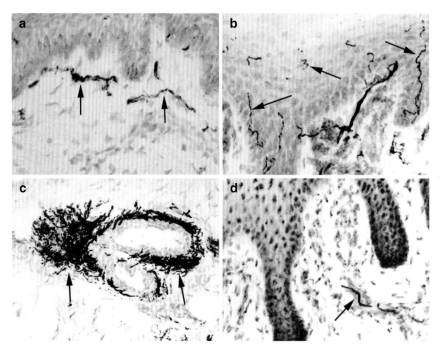

图 3.11　26 岁女性,在跑步训练扭伤后出现背部疼痛,疼痛向左足踝部放射。在几个星期里她出现了触痛、局部颜色改变和出汗,以及足部姿势异常。临床检查和定量感觉测试显示了受伤肢体的机械痛觉超敏,冷阈值升高和热痛阈值降低。患者进行了膝盖以下截肢术。这是一些在靠近足踝处的小腿皮肤的各种神经标志物的例子。(a)保留的上皮下神经纤维用 PGP9.5 进行了标记染色(箭头所示),×40。(b)异常密集的 PGP9.5 纤维环绕在皮肤血管周围(箭头所示),×40。(c)上皮内增加的 TRPV1(热受体)纤维(箭头所示),×40。(d)少量上皮下的 TRPM8(冷受体)纤维(箭头所示),×40。

## 3.6.1　研究的持续时间:记录

修复后神经的恢复要持续很长的时间,感觉的恢复尤其如此。

病例报告:一例 22 岁的医院护士进行了正中神经和尺神经的一期修补术。恢复得相当好,但因为寒冷敏感性影响了整个疗效评估,所以手术 3 年后患者的恢复效果很一般。手术 7 年后患者来找到我们,称过去的几个月里她的症状出现了显著的改善。感觉过敏消失了,尺神经的恢复结果

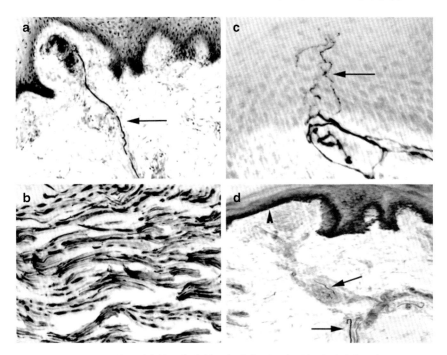

图 3.12　图 4.26 显示了更多的用各种神经标志物对患者进行皮肤染色的例子。(a)上皮下的 TRPM8(冷受体和薄荷醇受体)纤维(箭头所示),×40。(b)PGP9.5(结构标志物)染色的受损神经。(c)增加的上皮内(箭头所示)和上皮下 TRPV1(热受体和辣椒素受体)纤维,×40。(d)基底角质细胞(三角箭头所示)和上皮下神经生长因子纤维(箭头所示),×40。

最终评估为优,正中神经评估为良。该患者的例子绝不罕见。

　　要充分评估成人臂丛和腰骶丛严重创伤后的预后，至少需要 5 年的研究时间。在某些患者身上甚至是不够的。分娩性臂丛损伤或下肢主要神经严重损伤的患儿的随访时间需要延长，这是因为肌肉平衡失调或生长受损导致继发性畸形的风险一直存在，或者分娩性臂丛损伤的患儿发生肩关节后脱位的发病率较高。

## 3.6.2　评估结果的分级

　　在某些神经中，如桡神经支配的肌肉功能要比皮肤感觉的恢复重要

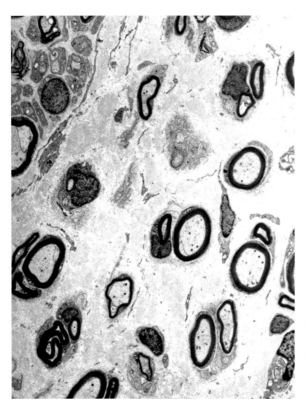

图 3.13　无效的再生。3年前行正中神经缝合术后神经恢复失败。缝合线的远端。尽管有髓纤维出现了再生,但功能没有恢复(×4300,电子显微镜)。

得多,对于这些小神经来说,皮肤感觉恢复的意义就显得不那么重要了,除非恢复的结果很差且并发了严重的疼痛。相反的,正中神经和胫神经的感觉恢复是最重要的。特别是下肢要求更高,需要恢复到良好效果。手部小肌肉肌力恢复到 MRC 肌力 2 级就足以克服麻痹畸形了。但这种程度的恢复对于腿部肌肉是没有任何功能价值的。

　　系统已经被开发,可以记录神经损伤后的进展,相关的损伤及其后果,以及手术"重建"的情况[7]。收集的信息主要是对日常生活、工作、训练或学习的影响。疼痛的演变及其对治疗或恢复的反应也被记录下来。神经的运动、感觉和交感神经功能进展都被依次记录下来。适当的修改形式适用于战争创伤、成人或婴儿的臂丛损伤、肩胛带损伤、盂肱关节损伤及下肢损伤(图 3.15)。尤其要小心固定畸形的出现,这会对手部功能造成严重

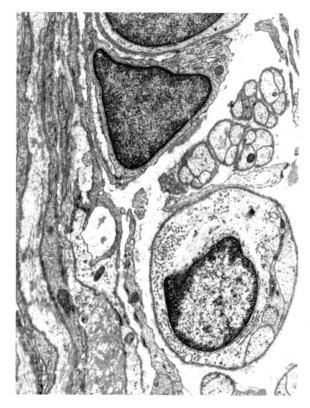

图 3.14　无效的再生。3年前行正中神经缝合术后神经恢复失败。对示指的皮肤进行了活检。施万细胞的细胞突和一些无髓鞘轴突(×18 000,电子显微镜)。

的损害,出现在足踝部则情况更糟。

　　所有的系统测量都有其不完善的地方,神经修复记录结果越仔细,发现的缺陷就越多。

## 3.7　影响预后的因素

　　神经修复后影响恢复效果的因素有很多,有两个因素特别重要:第一个是损伤的严重程度;第二个是修复前的延迟时间。目前所有的因素中,最重要的是上述两个因素。外科医生能控制的因素是初次手术的质量和修复的时间。

| 研究的一部分吗?请注明<br>(例如、桡神经、腓总神经……) | | 赫德利法院患者吗? □ |
| --- | --- | --- |

混合神经

请注意–另请参阅：    医源性 □        重建 □                        BP □

| 总结 | Tinel 静态 □<br>Tinel 进展 □<br>Tinel 连续 □<br>Tinel 误诊 □<br>明显的疼痛?<br>(是/否)<br>疼痛发作日期<br>..../..../....<br>开始恢复<br>..../..../....<br>恢复平稳时期<br>..../..../.... | 整洁 □<br>不整洁 □<br>牵拉 □<br>延迟 □<br>修复 □<br>神经松解术 □<br>非手术 □<br>压缩 □<br>间隔 □<br>结果:<br>好 □ 一般 □ 差 □ |
| --- | --- | --- |

| 主要是传导阻滞 □ | 轴突中断 □ | 神经断裂 □ | 三种损伤均有 □ |
| --- | --- | --- | --- |

姓名                                    医院编号

出生日期                                性别  男/女

优势侧                                  哪一侧受伤

职业(初始)

第一次工作  是/否

职业(最终)

相关的重大疾病

疼痛,第一次出现时间                    最后一次出现时间

疼痛的诊断                              受伤或者诊断的日期

咨询医师                                诊病日期

发现的日期(周围神经损伤)              手术日期(周围神经损伤)

从受伤到手术的间隔时间:

周围神经损伤

康复                                    I.P

用夹板固定,手术前                      手术后

感觉再训练:是/否                       是否有帮助:是/否

脱敏剂:是/否                           是否有帮助:是/否

RNOH:是/否                             其他:是/否

对康复过程的评论

混合神经.doc(修订版:30/06/2008 15:00:37) 6 页中第 1 页

**图 3.15**  用来记录混合神经损伤患者数据的文档。(待续)

能量传递

    巨大 ☐

    高 ☐

    低 ☐

原因

    交通事故： ☐

        摩托车 ☐

        汽车 ☐

        自行车 ☐

        行人 ☐

    工业 ☐

    农业 ☐

    运动 ☐

    行人交通伤 ☐

    刀/玻璃 ☐

    高处坠落伤 ☐

    其他袭击 ☐

    其他

整洁 ☐         不整洁 ☐

| 关联的 | | | 推荐治疗 | 治疗周围神经损伤 |
|---|---|---|---|---|
| 头 | | | | |
| 脊柱 | | | | |
| 胸部 | | | | |
| 腹部 | | | | |
| 骨盆 | a | # | | |
| | b | 影响内脏的 | | |
| 神经损伤的级别 | 长骨骨折 | | | |
| | 脱位或骨折脱位 | | | |
| | 动脉 | | | |
| | 静脉 | | | |
| | 肌肉缺损 | | | |
| | 皮肤缺损 | | | |

评论

混合神经.doc(修订版:30/06/2008 15:00:37) 6 页中第 2 页

图 3.15(续) （待续）

肌肉纤维化(或肌肉缺损)

无 ☐
轻度 ☐
中度 ☐
严重 ☐
评论

注意表格中的相关注释

| | |
|---|---|
| 轻度 | 肌力 5 级可纠正的 |
| 中度 | 肌力 3~4 级活动范围超过 1/2 |
| 重度 | 活动范围低于 1/2。没有有用的功能。强直挛缩 |

关节挛缩

无 ☐
轻度 ☐
中度 ☐
严重 ☐
评论

注意表格中的相关注释

| | |
|---|---|
| 轻度 | 少于 1/4 的活动范围缺失 |
| 中度 | 1/4~1/2 的活动范围缺失 |
| 重度 | 超过 1/2 的活动范围缺失 |

皮肤缺失

无 ☐
轻度 ☐
中度 ☐
严重 ☐
评论(例如,皮肤移植,皮瓣,z 成形术)

注意表格中的相关注释

| | |
|---|---|
| 轻度 | 表面的 |
| 中度 | 小于 1/4 的缺失 |
| 重度 | 骨骼和肌肉受累，超过 1/4 的皮肤缺损 |

周围神经损伤手术
未完成-康复 ☐
未完成-太迟 ☐
未完成-太严重 ☐

重建手术
-纠正畸形 ☐
-恢复功能 ☐

神经手术方法
保守治疗 ☐
移植 ☐
缝合 ☐
转移移植术 ☐
神经松解术 ☐
不可修复 ☐
其他 ☐
评论

混合神经.doc(修订版:30/06/2008 15:00:37) 6 页中第 3 页

图 3.15(续) (待续)

神经损伤水平

中枢 ☐
感觉 ☐
运动 ☐

桡神经:

高位:肱三头肌以上 ☐
中位:骨间后神经以上 ☐
低位:骨间后神经 ☐

正中神经:

高位:浅屈肌腱分支以上 ☐
中位:浅屈肌腱分支及腕部褶皱之间 ☐
低位:腕部和手部 ☐

尺神经:

高位:尺侧腕屈肌以上 ☐
中位:腕关节以上 ☐
低位:手腕部和手 ☐

腰骶丛

股神经,腰大肌以上 ☐
         腰大肌以下 ☐
臀上神经 ☐
臀下神经 ☐
闭孔神经 ☐

胫神经:

臀部 ☐
大腿 ☐
膝关节 ☐
小腿 ☐
足踝 ☐

腓总神经:

臀部 ☐
大腿 ☐
膝关节 ☐
小腿 ☐
足踝 ☐

损伤

连续性损伤 ☐
部分离断伤 ☐
横断伤 ☐
骨折或者关节处的神经损伤 ☐
神经肌肉撕脱伤 ☐

评论(再损伤)

混合神经.doc(修订版:30/06/2008 15:00:37) 6 页中第 4 页

图 3.15(续) (待续)

恢复

| 日期 | | 好 | 一般 | 差 |
|---|---|---|---|---|
| .../.../......... | 运动神经 | | | |
| | 感觉神经 | | | |
| | 交感神经 | | | |
| .../.../......... | 运动神经 | | | |
| | 感觉神经 | | | |
| | 交感神经 | | | |
| .../.../......... | 运动神经 | | | |
| | 感觉神经 | | | |
| | 交感神经 | | | |
| .../.../......... | 运动神经 | | | |
| | 感觉神经 | | | |
| | 交感神经 | | | |
| .../.../......... | 运动神经 | | | |
| | 感觉神经 | | | |
| | 交感神经 | | | |
| .../.../......... | 运动神经 | | | |
| | 感觉神经 | | | |
| | 交感神经 | | | |

神经手术后的疼痛反应

对神经恢复的评论

现在将打印关于外科疾病和骨关节恢复情况的表格粘贴好

桡神经　　　　□
正中神经　　　□
尺神经　　　　□
股神经　　　　□
胫神经　　　　□
腓总神经　　　□
肌皮神经　　　□
Goldie &Coates　□

神经损伤的部位

图 3.15(续) （待续）

肩关节表格

| 日期 | 评分 | 评分 | 肌电图(对侧的百分比) |
|---|---|---|---|
| 术前 | | | |
| | | | |
| | | | |
| | | | |
| | | | |
| | | | |
| | | | |
| 最终 | | | |

活动范围(按日期)

注意：手术前在括号里输入正常值及最终结果

| 日期 | 前屈 | | 外展 | | 外旋 | | 内旋 | | 水平内收 | | 水平外展 |
|---|---|---|---|---|---|---|---|---|---|---|---|
| | 被动 | 主动 | 被动 | 主动 | 被动 | 主动 | 被动 | 主动 | 被动 | 主动 | 被动 |
| 术前 | | | | | | | | | | | |
| | | | | | | | | | | | |
| | | | | | | | | | | | |
| | | | | | | | | | | | |
| | | | | | | | | | | | |
| | | | | | | | | | | | |
| | | | | | | | | | | | |
| 最终结果 | | | | | | | | | | | |

评论

混合神经.doc(修订版:30/06/2008 15:00:37) 6页中第6页

图3.15(续)

## 3.7.1　受伤的严重程度

　　一些开放性的整洁伤口,如刀、手术刀或玻璃切割伤,其修复结果一般要比那些开放性的不整洁伤口要好,如开放性骨折或穿透性火器伤。更差的是牵拉引起的断裂损伤。最糟糕的是未能修复主要血管和恢复组织灌注失败所带来的影响。如果伤口治疗的基本原则被忽视,那么很难达到有用的功能恢复。动脉必须修复,肢体必须恢复组织灌注,骨折必须固定,修复的神经和血管必须由全层皮肤覆盖[9]。腓总神经和胫神经的修复结果例证了这些事实(表 3.1 至表 3.3)。

## 3.7.2　延迟修复

　　对于延迟造成的不良影响的一些原因在第 2 章已有所概述。为腕部和前臂的"整洁"的伤口中被离断的正中神经和尺神经的修复提供了一个有用的例子(表 3.4 和表 3.5)。延期缝合或移植组的平均延迟时间是 10 周。一期修复组中的动脉和肌腱损伤的发病率相对高很多。特别引人注目的是锁骨上臂丛损伤延迟修复所带来的影响,患者每天都是度日如年[8](表 3.6)。7 天内进行修复的效果要比延期修复好得多,尽管没有修复脊神经前根(通常是通过神经转位修复的,参见 5.4.3)。这种修复脊神经前根的方法,从技术层面来讲,一般需要在受伤的几天内进行才有效。

表 3.1　腓总神经恢复分级

|  | 运动恢复 | 感觉恢复 |
| --- | --- | --- |
| 好 | 背屈和外翻肌力≥4 级 | 没有自发性疼痛,没有感觉过敏 |
| 一般 | 背屈肌力 3+级至 4 级<br>或者<br>外翻肌力 3+级至 4 级<br>或者<br>背屈和外翻肌力 2~3 级 | 没有自发性疼痛,没有感觉过敏 |
| 差 | 比以上的都差 | 自发性疼痛或者感觉过敏 |

表 3.2 胫神经的恢复分级 : 所有等级

| 好 | 足跟屈肌肌力 4 级或者更好。胫骨后肌、趾长屈肌,以及拇长屈肌肌力 3 级。出汗功能恢复。无固定畸形,无营养障碍,可穿着正常的鞋子 | 准确的定位、痛觉和温度觉,无感觉过敏;无自发性疼痛 |
|---|---|---|
| 一般 | 足跟屈肌肌力 3+级或者更好。所有长屈肌都没有有用的功能恢复。出汗功能恢复不完全。没有严重的营养障碍,没有固定畸形。可穿着正常的鞋子,伴或不伴中枢神经系统麻痹所需的足下垂夹板 | 保护性感觉,感觉过敏但不影响日常活动 |
| 差 | 没有有用的运动功能恢复和(或)明显的固定畸形和(或)营养不良性溃疡 | 没有有用的感觉恢复和(或)明显的感觉过敏,影响日常活动 |

表 3.3 1979—2006 年间行腓总神经和胫神经修复手术的 319 例成人及儿童患者(%)

| | 腓总神经 | | | | 胫神经 | | | |
|---|---|---|---|---|---|---|---|---|
| | 伤口整洁 | 伤口不整洁 | 闭合性牵拉伤 | | 伤口整洁 | 伤口不整洁 | 闭合性牵拉伤 | |
| 好 | 29(60.4) | 18(38.3) | 40(33.3) | 87(40.5) | 17(68) | 17(37) | 6(18.2) | 40(38.5) |
| 一般 | 12(25) | 15(32) | 28(23.3) | 55(25.5) | 6(24) | 20(43.5) | 16(48.5) | 42(40.4) |
| 差 | 7(14.6) | 14(29.7) | 52(43.4) | 73(33.9) | 2(8) | 9(19.5) | 11(33.3) | 22(22.1) |
| 总计 | 48 | 47 | 120 | 215 | 25 | 46 | 33 | 104 |

在基本原则中有一项是例外的,它也是非常重要的一项。在周围神经中似乎只有脊髓副神经几乎不受修复前延迟时间的影响[11]。

## 3.7.3 其他影响预后的因素

### 3.7.3.1 年龄

总的来说,儿童神经修复后功能的恢复优于成人,但有时并不像人们认为的那么好。如果我们把未成熟的神经系统对轴突横断伤的脆弱性增

表 3.4　肘部以下正中神经和尺神经损伤结果分级(下)

| 分级 | 运动 | 感觉 | 相当于 Seddon 分级[6,7] |
|---|---|---|---|
| 优 | 肌力 5 级<br>没有萎缩或畸形<br>没有营养性改变 | 与正常手功能无明显区别。立体感觉好,没有感觉过敏<br>两点辨别觉相当于没有受伤的手指 | 好<br>M5,S4 |
| 好 | 肌力 4~5 级<br>没有瘫痪畸形<br>指腹区轻度萎缩 | 手指节段准确迅速定位。能辨认纹理和物体。轻度的冷敏感和感觉过敏。指尖两点辨别觉<8mm | 好<br>M5,S3+ |
| 一般 | 肌力 3 级或以上<br>部分出汗<br>指腹区明显萎缩 | 手指准确定位。立体感觉变慢,有时候不准确<br>两点辨别觉>8mm。冷敏感和感觉过敏足够干扰一些日常活动 | 一般<br>M3,S3 |
| 差 | 肌力 3 级或以下<br>没有出汗<br>营养改变 | 没有感觉或严重的冷敏感和感觉过敏 | 差<br>M0,S1,S0,S1<br>或 S2 |

表 3.5　1979—2004 年 264 例正中神经和尺神经受损后修复的患者,受伤部位在腕部远端褶皱和肘部之间,伤口整洁,年龄为 16~65 岁的成年人

| 结果 | 修复类型(病例号) | | | |
|---|---|---|---|---|
| | 一期修复 | 延迟修复 | 移植物 | 总计 |
| 优 | 13 | 2 | 2 | 17 |
| 好 | 52 | 15 | 34 | 101 |
| 一般 | 25 | 30 | 52 | 107 |
| 差 | 2 | 16 | 21 | 39 |
| | 92 | 63 | 109 | 264 |

表 3.6　2000—2004 年 228 例共进行了 585 次神经修复手术患者的结果(按损伤与手术之间的间隔时间分组)

| 间隔天数 | 患者数量 | 修复结果 好/总计 | % | 结果(不包括脊神经根的修复) 好/总计 | % | 每例患者平均修复的神经数量 | 每例患者平均恢复的功能数量 |
|---|---|---|---|---|---|---|---|
| 0~7 | 52 | 114/175 | 65.1 | 86/40 | 61 | 3.4 | 5.4 |
| 8~14 | 25 | 41/72 | 57 | 21/45 | 46.7 | 2.9 | 3.8 |
| 15~28 | 31 | 48/87 | 50.1 | 34/73 | 46.6 | 2.8 | 3.3 |
| 29~56 | 32 | 25/74 | 33.8 | 21/68 | 30.1 | 2.3 | 1.6 |
| 57~84 | 31 | 31/67 | 46.2 | 30/65 | 46.2 | 2.2 | 1.8 |
| 85~112 | 16 | 13/35 | 37.1 | 12/33 | 36.4 | 2.2 | 1.9 |
| 113~182 | 22 | 8/34 | 23.5 | 7/33 | 21.2 | 1.5 | 1.1 |
| 182 以上 | 19 | 12/41 | 29.3 | 11/39 | 28.2 | 2.2 | 1 |
| >182 | 228 | 288/585 | 49.2 | 222/496 | 44.8 | | |

1.每个患者平均的修复数量是 2.6。
2.每个患者功能恢复的平均数量是 2.9;功能恢复的总数量是 658。

加考虑在内的话,就不会感到奇怪了。处于生长发育阶段的儿童发生坐骨神经及其分支重建失败后引起的问题最棘手。儿童臂丛和腰骶丛损伤后骨骼肌和交感传出功能的恢复效果一般不如成人急诊手术修复的效果。通常会出现严重的肢体短缩和手足肌肉的萎缩。另一方面,婴儿或儿童皮肤感觉的恢复则通常很好。手指神经修复后的结果为我们提供了成人和儿童之间区别的例子(表 3.7)。

周围神经随着年龄增大而发生的变化(参见 1.8)表明,年长的患者在神经损伤后更容易出现剧烈疼痛。65 岁以上的患者在臂丛神经损伤修复后会出现一些惊人的结果。疼痛的缓解及随之而来的患者精神状态的改善,都是非常显著的[8]。忽视老年患者可能会方便管理,但对他们来说,失去独立性的风险要求我们采取一种远比我们经常观察到的或经常看到的更理性、更有力的方法。

表 3.7    129 例指神经修复术后患者的感觉恢复

| 分级 | 成人 | | 儿童(1 岁或以下) | |
|---|---|---|---|---|
| | 受伤后 48h 内修复 | 手术后 2 周或更长时间进行修复 | 受伤后不同的时间间隔进行修复手术 | |
| 优 | 1 | 0 | 17 | 18 |
| 好 | 33 | 9 | 8 | 50 |
| 一般 | 24 | 11 | 2 | 37 |
| 差 | 16 | 8 | 0 | 24 |
| | 74 | 28 | 27 | 129 |

### 3.7.3.2    损伤的等级

对于正中神经、尺神经和桡神经来说,这无疑是很重要的,反映在桡神经结果的评分上(表 3.8)。但对于坐骨神经及其分支来说,似乎就不是那么重要了。腋窝部臂丛、后束或者桡神经损伤后,只有很少一部分患者能够重新恢复手指的伸展。正中神经或尺神经在腋窝高位修复后,手部小肌肉的恢复也不太正常。216 例高位修复的患者中,只有 27 例能够痊愈。27 例结果评分是优的患者中,有 20 例是在受伤后 48h 内进行的修复术,还有 7 例是儿童[7]。

毫无疑问,腕部正中神经运动分支、骨间后神经及尺神经深支修复后接下来就是功能的恢复,但这种情况很少在高位修复的病例中见到。

表 3.8    桡神经损伤结果的分级

| | 高位神经损伤,肱三头肌以上 | 中位神经损伤,在肱三头肌中间头与肱桡肌之间 | 低位损伤,骨间后神经 |
|---|---|---|---|
| 好 | 伸肘肌力 ≥4 级 伸腕肌力 ≥3 级 | 伸腕肌力 ≥4 级 伸手指和拇指肌力 ≥3 级 | 手指完全独立伸展肌力 ≥4 级 |
| 一般 | 伸肘肌力 ≥3 级 伸腕肌力 ≥2 级 | 伸腕肌力 ≥3 级 伸手指和拇指肌力 ≥2 级 | 伸指肌力 ≥3 级 |
| 差 | 比以上都差 | 比以上都差 | 比以上都差 |

另一方面,诸如腓肠神经、前臂正中神经皮支及桡神经皮支等末梢分支的损伤,理所当然地恢复较差。值得注意的是,C5 和 C6 神经损伤接受急诊修复后,恢复程度显著优于腋神经、肩胛上神经和肌皮神经复合损伤修复后的恢复程度。

### 3.7.3.3 神经

虽然在周围神经系统中没有所谓的纯粹的"运动"或"感觉"神经,但是那些没有皮神经分布的神经修复后似乎比主神经修复的效果更好。副神经及前锯肌神经修复后效果一般比较好。肩胛上神经修复效果优于腋神经。桡神经最近端及腓总神经的血液供应相对较差,所以在该水平的横断伤会加重远端的缺血性改变。

## 3.8 结论

临床医生必须始终牢记,神经损伤远端与胞体和近端连接得越早,结果就会越好。第一次手术时伤口的治疗质量及神经修复的时机都是临床医生可以控制的因素。过去的 20 年已经有大量的实验室工作证实了上述观点,这也是许多临床医生长期以来坚持的理念,即周围神经发生损伤后中枢神经系统会受到很大影响。中枢神经对近端神经损伤反应的速度和程度是整个生理过度反应的必然结果,这对后续生物学行为具有导向作用。

## 参考文献

1. Anand P, Birch R. Restoration of sensory function and lack of long-term chronic pain syndromes after brachial plexus injury in human neonates. Brain. 2002;125:113–22.
2. Anand U, Otto WR, Casula MA, Day NC, Davis JB, Bountra C, Birch R, Anand P. The effect of neurotrophic factors in morphology TRPVI expression and capsaicin responses of cultured human DRG sensory neurons. Neurosci Lett. 2006;399(2006):51–6.
3. Anand U, Otto WR, Sanchez-Herrera D, Facer P, Yiangou Y, Korchev Y, Birch R, Benham C, Bountra C, Chessell IP, Anand P. Canabinoid receptor CB2 localisation and agonist-mediated inhibition of capsaicin responses in human sensory neurons. Pain. 2008;138:667–80.
4. Banks RW. The muscle spindle. In: Dyck PJ, Thomas PK, editors. Peripheral neuropathy. 4th ed. Philadelphia: Elsevier Saunders; 2005. p. 131–50, Chapter 6.
5. Bergerot A, Shortland PJ, Anand P, et al. Co-treatment with riluzole and GDNF is necessary for functional recovery after ventral root avulsion injury. Exp Neurol. 2004;187:359–66.

6. Birch R. Regeneration and recovery. In: Birch R. Surgical disorders of the peripheral nerves. London: Springer; 2011. p. 115–44.

7. Birch R. Compound nerve injury. In: Birch R. Surgical disorders of the peripheral nerves. London: Springer; 2011. p. 303–74.

8. Birch R. The closed supraclavicular lesion. In: Birch R. Surgical disorders of the peripheral nerves. London: Springer; 2011. p. 375–428.

9. Birch R, Eardley W, Ramasamy A, Brown K, Shenoy R, et al. War nerve injuries part 1 – epidemiology pp 523–528: part II – outcomes. J Bone Joint Surg Br. 2012;94B:529–35.

10. Brushart TME. Motor axons preferentially reinnervate motor pathways. J Neurosci. 1993;13:2730–8.

11. Camp SJ, Birch R. Injuries to the spinal accessory nerve – a lesson to surgeons. J Bone Joint Surg Br. 2011;93B:62–7.

12. Carlstedt T. Basic science of experimental root injury. In: Carlstedt T. Central nerve plexus injury. London: Imperial College Press; 2007. p. 78–111, Chapter 6.

13. Carlstedt T, Misra P, Papadiki A, McRobbie D, Anand P. Return of spinal reflex after spinal cord surgery for brachial plexus avulsion injury. J Neurosurg. 2012;116:414–7.

14. Fullerton AC, Myles LM, Lenihan DV, Hems TEJ, Glasby M. Obstetric brachial plexus palsy: a comparison of the degree of recovery after repair of 16 ventral root avulsions in newborn and adult sheep. Br J Plast Surg. 2001;54:697–704.

15. Hall S. Mechanisms of repair after traumatic injury. In: Dyck PJ, Thomas PK, editors. Peripheral neuropathy. 4th ed. Philadelphia: Elsevier Saunders; 2005. p. 1403–34, Chapter 58.

16. Hall S. The response to injury in the peripheral nervous system. J Bone Joint Surg Br. 2005; 87B:1309–19.

17. Hart AM, Terenghi G, Kellerth JO, Wiberg M. Sensory neuroprotection, mitochondrial preservation and therapeutic potential of n-acetyl-cysteine after nerve injury. Neuroscience. 2004;125:91–101.

18. Htut M, Misra P, Anand P, Birch R, Carlstedt T. Pain phenomena and sensory recovery following brachial plexus avulsion injury and surgical repair. J Hand Surg Br. 2006;31B:596–605.

19. Li Y, Carlstedt T, Berthold CH, Raisman G. Interaction of transplanted olfactory ensheathing cells and host astrocyte processes provides a bridge for axons to regenerate across dorsal root entry zone. Exp Neurol. 2004;188:300–8.

20. Lundborg G. The growth cone. In: Lundborg G. Nerve injury and repair. 2nd ed. Philadelphia: Elsevier/Churchill Livingstone; 2004. p. 13–20.

21. Malessy MJ, Bakker D, Dekker AJ, van Dijk JG, Thomeer RT. Functional magnetic resonance imaging and control over the biceps muscle after intercostal-musculocutaneous nerve transfer. J Neurosurg. 2003;98:261–8.

22. Sai K, Kanamura A, Sibuya M, Homma I, Hara T. Reconstruction of tonic vibration reflex in the biceps brachii reinnervated by transferred intercostals nerves in patients with brachial plexus injury. Neurosci Lett. 1996;206:1–4.

23. Sanders FK. The repair of large gaps in the peripheral nerves. Brain. 1942;65:281–337.

24. Scott JJA. The Golgi tendon organ. In: Dyck PJ, Thomas PK, editors. Peripheral neuropathy. 4th ed. Philadelphia: Elsevier Saunders; 2005. p. 151–61, Chapter 7.

25. Yiangou Y, Birch R, Sangeswaram L, Eglen R, Anand P. SNS/PN3 and SNS2/NaN sodium channel like immunoreactivity in human adult and neonate injuries of sensory nerves. FEBS Lett. 2000;467:249–52.

26. Young JZ. Functional repair of nervous tissue. Physiol Rev. 1942;22:318–74.

第 **4** 章

# 神经损伤的临床诊治

在急性损伤中,临床医生的目标是必须尽早认识到神经的损伤,而后判断神经的损伤层面、范围和程度。

## 4.1 病史:受伤的特点

病史非常重要:高处坠落伤、复合型骨折和损伤、交通事故、犯罪、外科手术或者以上几种,有可能意味着神经有严重的损伤。外科医生的手术刀有可能部分或者完全切断神经。从目击者或者急诊部门工作人员获得的病史报告往往很有价值。潜在生命或者肢体威胁性损伤患者中至少有20%合并锁骨上臂丛闭合性牵拉伤,更多患者甚至合并腰骶丛损伤。臂丛完全损伤和臂丛锁骨下部分暴力牵拉性损伤患者中,分别有 10% 和 30% 合并锁骨下动脉破裂。在肩关节、肘关节骨折脱位中动脉损伤的发生率较高,在膝关节骨折脱位中更高。不论在首诊医院还是转院后,在开始治疗神经损伤前,努力地寻找头部、脊髓、胸部、腹部和盆腔的隐匿性损伤非常重要(图 4.1)。

必须观察伤口及其位置和特点。在闭合性损伤中,肿胀和擦伤可以提示损伤的严重程度。在所有肢体损伤中,我们需要通过观察肢体脉搏、皮肤颜色和温度来判断肢体血流灌注状态。必须寻找出骨折相关的征象(图4.2)。区分由刀伤造成的整齐伤口和开放性骨折引起的不整齐伤口是有用的,后者软组织损伤更加严重,神经和血管易受牵拉。在穿透性火器伤

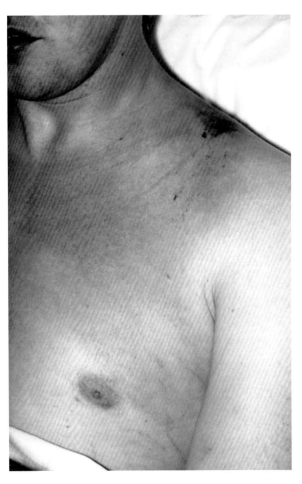

图 4.1　该患者骑摩托车肩膀撞上安全岛防撞柱，左肩、颈部和上臂有肿胀和擦伤。臂丛神经完全撕脱。

中，区分猎枪、手枪或者来复枪及其碎片的损伤非常重要(图 4.3)。近距离枪伤的破坏作用比远距离枪伤大得多。国际红十字会(ICRC)创伤分类系统[4,7]依据创伤的特征来评分：测量的最大直径(cm)、伤口的入口(E)和出口(X)；有无空腔及空腔的大小(C)；有无骨折及骨折的粉碎程度(F)；生命结构的损伤，如硬脑膜、胸膜、腹膜或者大血管；金属碎片的残留。创伤分级根据组织损伤程度，以 E、X、C 和 F 评分，分为低能传递、高能传递和严重创伤；根据损伤结构进行创伤分型。根据上述分级和分型分为 12 种创伤类型(图 4.4)。

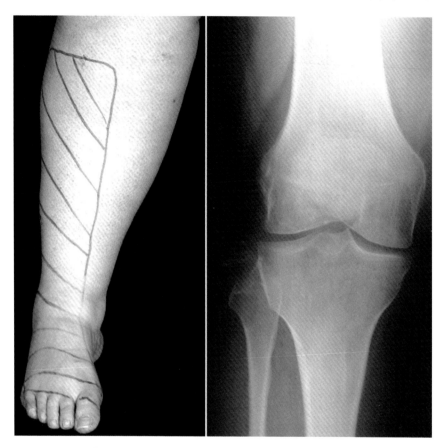

图 4.2 Platt 损伤。一例 64 岁腓骨茎突撕脱后的老年女性患者,从椅子上站起。腓总神经断裂。

## 4.2 相关的症状和体征

急性神经损伤的早期症状包括:
- 异常的自发感觉。
- 感觉改变或者消失。
- 无力或者麻痹。
- 功能损伤,有时疼痛。

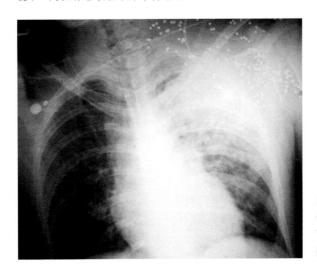

图 4.3　猎枪近距离射击颈后三角区域，锁骨下动脉的第一部分破裂。

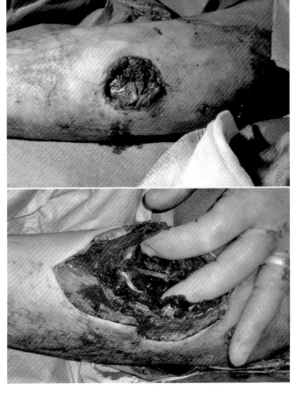

图 4.4　军用枪击损伤，清创前（上图），清创后（下图）。3F 型伤口：E3，X8，C2，F2。恢复腓总神经连续性（轴索断伤）。

●有时患者能意识到某一肢体全部或者部分区域的温暖和干燥。但令人遗憾的是,患者通常不会察觉到肢体温暖和无汗,导致检查医生也会忽视这一问题(图 4.5)。

神经性疼痛一向很难识别,受伤的患者可能会困惑、苦恼和疼痛。神经性疼痛可通过神经性疼痛感觉缺失、整个神经支配区域的疼痛和自发

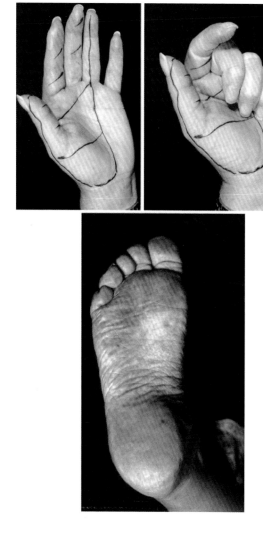

图 4.5 肘关节处正中神经横断(上图)和大腿处胫神经横断(下图),数天后出现交感神经麻痹。

感觉症状、放射至神经分布区域的刺痛和闪痛来与骨折或脱位的疼痛相鉴别。对于一些患者来说,神经性疼痛十分剧烈,甚至超过了骨折的疼痛。母亲们会告诉医生疼痛比分娩时更严重。未受伤的手或脚出现持续压迫痛、撕裂痛或者灼烧痛表明神经主干近端有严重和持续的损伤。感觉进行性减退伴有肢体肌肉深部压迫痛或者撕裂痛意味着严重缺血(参见 4.10)。

## 4.2.1  检查

检查应当有助于临床医生根据患者既往病史和症状描述所提供的资料进行扩展,从而对疾病做出准确诊断。检查中的所有发现都应当采用规范的方式记录下来,使这些记录资料在今后不仅仅检查者可以看得懂,其他人也能够清楚理解。然而,当患者在检查中不能有效配合时,急性神经损伤的迹象很难发现;受伤后不久,患者非常痛苦,并且由于失血或其他损伤而影响一般情况,这时神经损伤的迹象就会很快表现出来。医学检查经常需要在事故现场等不利环境中进行。患者可能是虚弱的幼儿,可能是稍大点的儿童,也可能是青少年或成年人,后者可能是由酗酒或吸毒所致。若手术过程中外科医生或麻醉师给患者造成组织器官损伤,由于受到术后疼痛影响,近期使用的麻醉药、镇静剂或镇痛类药物的作用,患者的症状反应很有可能会被扭曲掩盖。这种情况并不适合对患者进行安静且综合的神经系统检查,然而要想获得最佳的治疗效果,患者是否有神经损伤必须至少在这个时候得到识别。检查者应当一直关注患者主神经是否有损伤,以及是否有迹象显示该神经支配区域出现敏感性丧失和运动功能减退,如果得不到其他证据的有力支持,那么就认为该区域功能已经削弱。

感觉丧失的判定取决于机体对轻触和针刺的反应,并且如果条件允许,患者可以用一支黑色皮肤标记笔将感觉缺失的轮廓描画出来。感觉不完全丧失的周围区域可以类似地使用红色标记笔标记出来,并且对该肢体拍照(图 4.6 至图 4.24)[1]。对所选择的肌肉组织进行检查。患者保持仰卧位能够通过向前耸肩使前锯肌活动。通过这种方式可以观察到肩膀所出现的弯曲和外展情况,以及肘部、手腕和手指的弯曲和延伸情况。桡神

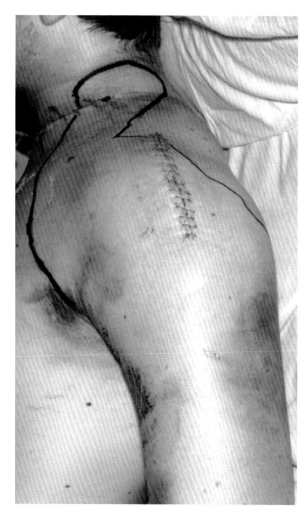

图 4.6　C5、C6、C7、C8 前根损伤伴 C4 神经受累的患者感觉缺失。同侧半膈肌麻痹。

经、正中神经及尺神经的检测是通过让患者用大拇指和小指形成"O"形，竖起大拇指，像扇子一样开合手指进行。通过温柔的劝说，有可能观察到患者髋关节弯曲和外展活动，膝盖的延伸，以及足跟和脚趾的延伸和弯曲活动。针对患者手掌和脚掌的皮肤色泽及出汗的改变进行详细检查。虽然这些改变是可以识别的，但是在深色皮肤患者中检测会更加困难。标准腱反射是可以检测到的。

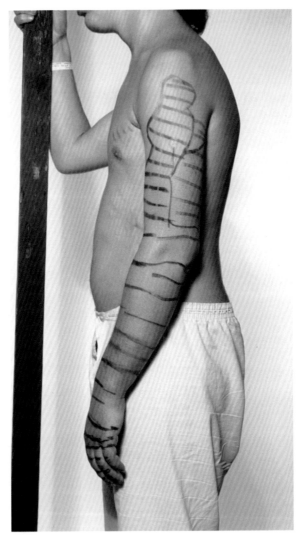

图 4.7　因 C5–T1 的脱离导致感觉缺失。C4 支配肩部外侧皮肤感觉,T2 支配手臂内侧皮肤感觉。

　　当患者情况稳定后并且疼痛得到控制,可以进行更加详细的检测。对于患者的优势肢体、职业、婚姻状态、潜在疾病和持续用药状况,都应当记录下来。因为神经性疼痛对镇痛药的反应不如骨骼损伤灵敏,因此神经性

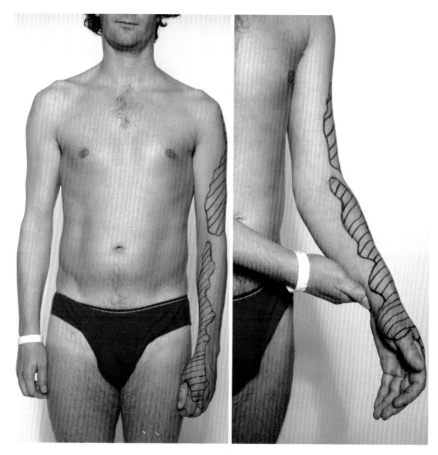

图 4.8　C5 和 C6 破裂导致感觉缺失，但不延伸到拇指和示指。

疼痛更加容易识别出来。

## 4.3　损伤平面和程度的确定

### 4.3.1　损伤的水平

　　在不见伤口的情况下，医生应通过临床检查准确诊断出损伤发生的水平位置。前提是医生充分掌握这些神经干分支所在的位置，以及该水平

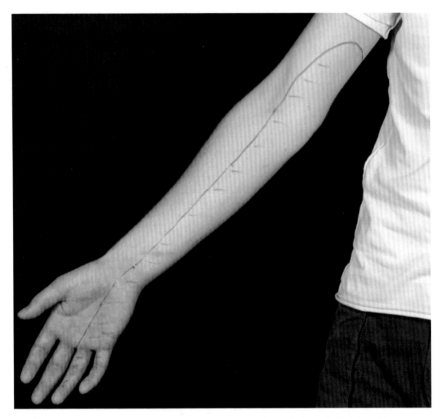

图 4.9　C8 和 T1 的横断,发生感觉障碍的范围扩展到手臂(前臂内侧皮神经)。

面相对应的脊神经分支。由医学研究委员会编著出版的《周围神经系统的辅助检查》[13]作为重要的一本参考书,经 Michael O'Brian 的进一步完善后已更新至第四版。所有从事损伤相关工作的医生都应该备有本书,不止医生,护士和治疗师也该随身带上一本。

　　举一个例子,后束和桡神经的损伤程度可通过仔细检查大圆肌(由肩胛下神经支配)、背阔肌(由胸背神经支配)和三角肌(由腋神经支配)确定。支配肱三头肌长头的神经主干离桡神经沟最近,支配肱三头肌中间头的神经起自桡神经沟内下方,远离桡神经下行。支配肱三头肌外侧头的神经离主干更远。矛盾的是,脊神经对三头的支配顺序是相反的:第八对颈

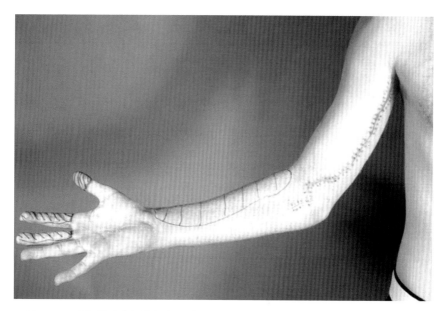

图 4.10　腋部臂丛外侧束切断后感觉异常区域,和图 4.9 一样,感觉不完全丧失。

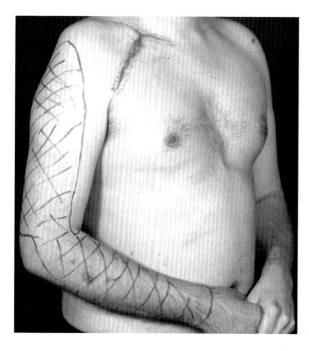

图 4.11　锁骨深部臂丛神经干后股断裂。

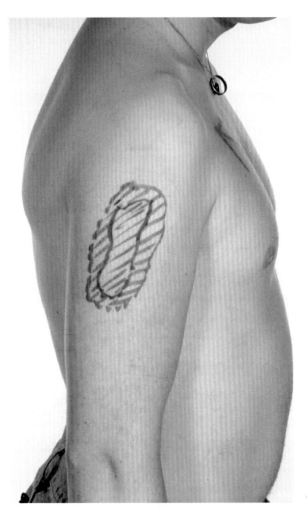

图 4.12 腋神经断裂：感觉缺失的范围通常小于 C5 神经损伤。

神经支配肱三头肌中间头；长头由第七对颈神经支配；外侧头则由第六对颈神经支配。支配肱桡肌的神经在外上髁上三横指处远离主干而行。支配桡侧伸腕肌的神经脱离主干约 1cm 远，支配桡侧伸腕短肌的神经的其中一支在外侧髁上方 1cm 处脱离了主干，其他分支形成浅表桡神经和骨间后神经。坐骨神经损伤常被误认为是膝部腓神经损伤。通过检查臀中肌、臀大肌和股二头肌可以避免这些错误发生。

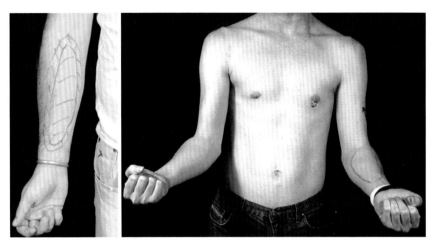

图 4.13 两位患者肌皮神经断裂后的感觉缺失。患者均能完全旋转前臂,肘屈力约为 30%。

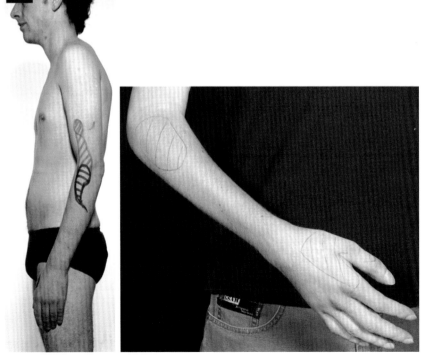

图 4.14 桡神经高位损伤。右图示神经修复后腕伸肌群早期恢复。

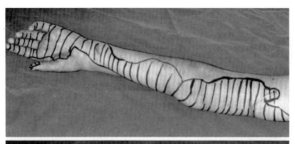

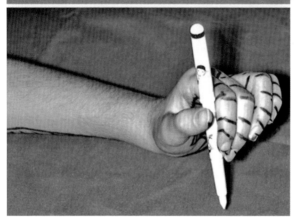

图 4.15　一例 14 岁男孩的前臂中间皮神经、前臂外侧皮神经、前臂内侧皮神经横断面及肱动脉走行。注意由桡侧浅皮神经和前臂外侧皮神经支配的皮肤范围。完整的桡神经保证了握执类动作的完成。

## 4.3.2　损伤的深度

在诊断和治疗神经损伤的患者时,会犯一些严重的错误,因为检查者不能准确地评估损伤的程度, 即不能区分神经退变性损伤和非退变性损伤,以及评估各类型神经损伤的程度。发生神经损伤后存在返祖脉冲似乎会导致临床医生低估神经损伤的严重程度。在返祖脉冲的影响下,如果损伤严重,则需要进一步的诊治,尽管这可能是徒劳无功的,尤其在闭合性损伤和手术损伤的患者中。在大多数情况下,"神经失用症"意味着"仅仅只是神经的部分擦伤"。

诊断损伤的深度依靠病史、体征和最简单的电生理检查。严重的外伤能造成神经的严重损伤。切断含有皮肤感觉纤维成分的神经会导致确定范围感觉缺失,以及神经支配区域运动神经、汗腺分泌神经和血管收缩神经的完全麻痹。单纯性传导阻滞可以造成局部感觉和运动功能丧失。此

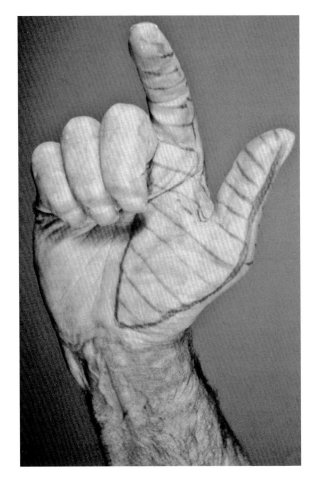

图 4.16 高位正中神经损伤:示指及拇指无法主动屈曲。

外,与小轴索相比,大轴索的震动觉和轻触觉更可能受损,而疼痛觉可能不会受到影响。

## 4.4 体征

神经损伤的早期体征包括:
- 感觉改变或消失。
- 肌无力或瘫痪。

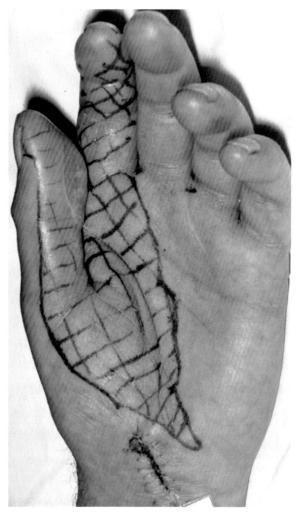

图 4.17　腕部正中神经
和掌皮支被切断。

● 受损神经分布范围内血管舒缩和泌汗功能丧失。

● 神经受损处敏感性异常。

感觉检查通常难以在创伤后早期或神经损伤合并长骨骨折时实施。由于某些肌肉可因其他肌群运动刺激而活动，神经损伤的早期有可能会漏诊肌肉瘫痪。尽管如此，包含皮肤感觉成分的神经遭受深度创伤后 48h 内总会出现一个几乎绝对可靠的体征：因小纤维与大纤维一同受累，这些

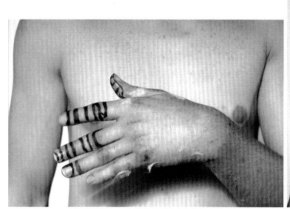
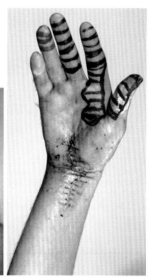

图 4.18 腕部神经离断后丧失感觉的典型部位，保留掌皮支。

神经纤维所分布的皮肤会变得温暖和干燥。在幼儿中，失神经支配的指（趾）可能会出现异常的姿势。此外，可通过"浸没试验"来对婴幼儿进行神经损伤检查：将受伤的手或脚放到温水中浸泡几分钟后，失神经支配指（趾）的皮肤不会起皱（图 4.25）。其他提示深度神经损伤的早期体征包括"鸡皮疙瘩"样的皮肤纹理改变、进展性的皮疹及麻木区域周围感觉过敏。

皮肤完整、因挤压或扭曲所造成的神经损伤通常呈现差异性。疼痛一般提示外周缺血，但在那些合并骨折的血管损伤病例中，这种提示性疼痛经常被掩盖。缺血先影响大纤维：辨别觉和振动觉最先受累。但我们很难在缺血尚处于进展时进行上述形式的检查，因为主要血管损伤常与长骨骨折同时发生，如果等浅感觉丧失才采取措施，将为时已晚。

## 4.5 Tinel 征

在闭合伤中，对承受了变性损伤的神经进行皮肤叩诊时，无论是轴突断裂还是神经断裂或者两者兼有，都会引起该神经皮肤分布区出现一阵

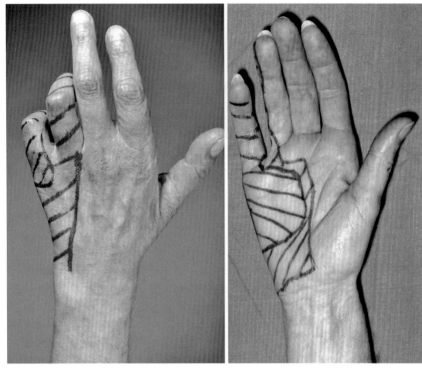

图 4.19　前臂尺神经离断后感觉丧失区域,小指、环指呈"爪形"表现。

阵的针刺样感觉。这就是 Tinel 征,它对诊断极有帮助。在大多数意识清醒的患者中,受伤当日即可出现此体征。它不但提示了神经何处受损,还提示了患者存在某些轴突的断裂。Tinel 征也可见于运动神经元,如骨间后神经。这种情况下,感觉症状放射到肌肉所在范围而非皮肤。对于位于深部的神经,较少出现此体征,如腋神经、第八对颈神经或第一对胸神经。

　　在神经鞘瘤或神经卡压症早期阶段出现的 Tinel 征并不提示轴突的断裂,而是提示神经纤维因病灶脱髓鞘而变得敏感,以及电压门控离子通道表达受损的变化。

　　需要强调以下几点:

　　● 受损后病灶立即出现强阳性 Tinel 征,提示轴突断裂或神经离断。

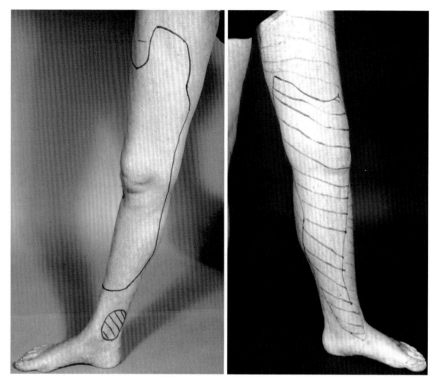

图 4.20　腹股沟或腹股沟近端股神经损伤的两例患者的感觉丧失区域。

● 阳性体征说明至少存在相当数量的轴突变性损伤,而不是传导阻滞。

● 闭合性损伤中,Tinel 征不能向远端发展, 提示有难以自然恢复的断裂或其他损伤。

● 良好的变性损伤(轴突断裂)或经成功的修复后,向离心方向移动的 Tinel 征会持续地强于缝合线处。

● 在修复失败后,缝合线处的 Tinel 征会一直强于生长点处。

## 4.5.1　闭合性损伤中的 Tinel 征

检查者的手指沿着神经的走行从远端向近端叩诊, 叩诊从损伤预计所在平面的下方开始。要求患者描述出向前推进叩诊的手指在何处引起

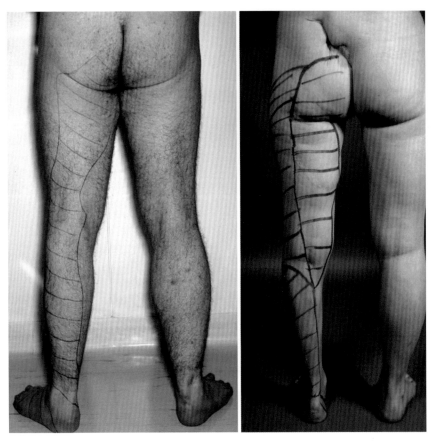

图 4.21　骶丛的皮肤分布。左图示骶髂关节闭合性骨折/脱位后感觉丧失区域。右图示骨盆骨折开放性骨折/脱位后感觉丧失区域。患者臀部肌肉萎缩。

一阵阵的针刺样感觉或可能导致疼痛的异常感觉，以便检查者可以根据体征的分布区域明确受损神经。应该从固定点开始检查，而且要将距离进行记录。有时该检查会导致疼痛，所以要先提醒患者。Tinel 征对于诊断脊神经臂丛的神经节后断裂很有价值。如果在对颈后三角的叩诊中出现放射到肘部的体征，那么可能是 C5 断裂；当放射延伸到前臂外侧和拇指时，预测是 C6 断裂，而当放射延伸到整个手部，尤其是手背时，那么预计是 C7 断裂。在有多处撕脱伤的情况下，对肿大的颈后三角进行叩诊通常会

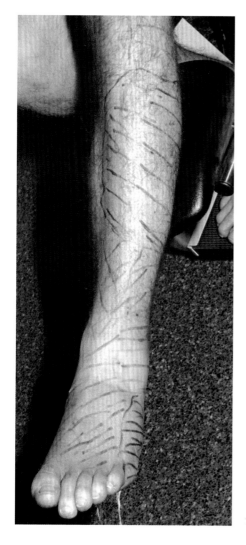

图 4.22　大腿处坐骨神经横断后，感觉丧失部位局限于小腿和足部。

引起疼痛，但不会向受损神经皮区放射。一直固定在损伤所在水平的Tinel 征强烈提示有神经断裂或有持续存在的不利于自发性再生的局部环境。建议进行手术治疗[10]（图 4.26）。表 4.1 显示了静态或动态的 Tinel 征对于预测腓总神经、桡神经和胫神经闭合伤后变性损伤的恢复的价值。动态的体征证明了对 18 条神经的误诊。其中大多数神经所支配的远端肌肉

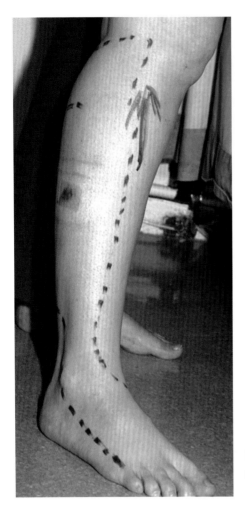

图 4.23 膝关节韧带重建术中腓总神经高位离断伤后感觉丧失部位。注意因传统的踝足矫形器引起压疮。

已因缺血而受损，以至于再生轴突到达了已发生不可逆纤维化的靶器官。

## 4.5.2 Tinel 征与神经恢复的关系

通常在受伤后的 6~8 周内即可于桡神经、正中神经、尺神经、腓总神经和胫神经的闭合伤中分辨出轴突断裂和神经断裂。然而，当仅有少数神经纤维再生时，如神经干被骨折或关节包裹的情况下，也能见到进行性的

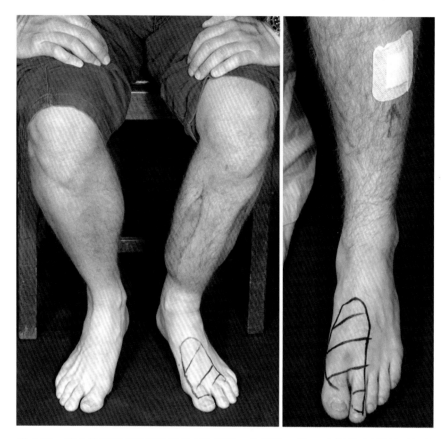

图 4.24　腓总神经深支阻断后感觉丧失区域。左图示一例 29 岁男性, 因胫骨干闭合性骨折行髓内钉固定术后, 漏诊了严重骨筋膜室综合征, 导致前间隔内组织梗死后被清除。右图示刀伤致腓总神经深支横断后感觉丧失区域。

体征。Tinel 征在离心方向进展的现象对于髋关节置换术后坐骨神经损伤恢复情况的预测是不可靠的。其中大多数是混合性损伤, 有些神经纤维是完好无损的, 有些则发生传导阻滞, 然而更多的神经纤维受到了不利的变性损伤(参见 2.4)。

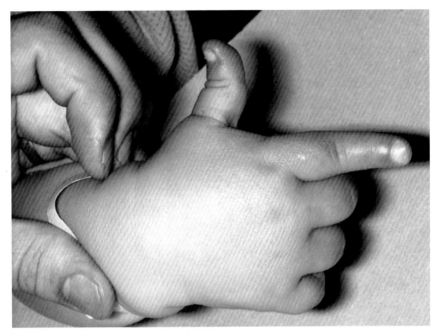

图 4.25  一例婴儿的拇指和示指掌侧神经切断后 24h。请注意麻醉后的手指仍处于伸直位置。无肌腱损伤。

## 4.6  感觉的检查

英国医学研究委员会(MRC)[8]记录敏感性的方法为记录和测量方法的进展提供了合理的方式。虽然此方法有诸多明显的缺点,但是目前为止还没有更完善的方法被设计出来(表 4.2)。

常规的测试方法包括轻触觉、位置觉、温度觉、姿势觉、痛觉,有时也包括两点辨别觉。

轻触觉和位置觉:检查者用手指或者脱脂棉轻轻划过检查区域,患者闭上眼睛说出刺激位于肢体的位置, 以及在能感受到刺激而无法说出具体位置时回答 "是"。Sennes Weinstein 单丝触觉 (由伦敦大学学院 A. Ainsworth 发明)更加具有敏感性,并且提供了一种测量压力觉的方法。定

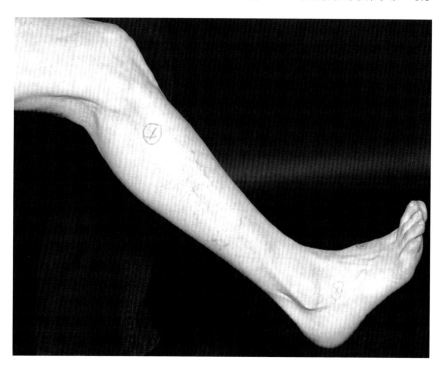

图 4.26 固定及进展的 Tinel 征。一例 43 岁女性患者因被马匹踢中损伤腓总神经,出现持续、彻底而剧烈的疼痛。伤后 10 周检查时,此水平损伤引发剧烈疼痛的 Tinel 征。在严重卡压腓总神经的瘢痕切除后,患者的疼痛消失。腓总神经浅支和深支的 Tinel 征进展速度约为每天 2mm。现已完全康复。

表 4.1 在 339 例 2000—2007 年间因闭合损伤(171 例腓总神经损伤,139 例桡神经损伤,29 例胫神经损伤)导致退行性神经病变的样本中,Tinel 征被用于指导预后

| | 进展的 Tinel 征 | | 固定的 Tinel 征 | |
| --- | --- | --- | --- | --- |
| | 自发恢复 | 误导,未恢复或恢复程度低 | 自发恢复 | 撕裂或其余不易自行恢复的损伤 |
| 有分支的腓总神经 | 84 | 12 | 0 | 75 |
| 桡神经 | 103 | 5 | 0 | 31 |
| 胫神经 | 16 | 1 | 0 | 12 |
| 总计 | 203 | 18 | 0 | 118 |

### 表 4.2 感觉恢复

**Highet 1941 年最初分级[1]**

| | |
|---|---|
| 0 级 | 神经支配带无任何感觉 |
| 1 级 | 神经支配带内皮肤深痛觉恢复 |
| 2 级 | 神经支配带内浅感觉与触觉少许恢复 |
| 3 级 | 神经支配带内浅痛觉与触觉完全恢复,没有过敏 |
| 4 级 | 除 3 级外,神经支配带内尚有部分两点分辨觉存在 |

**1954 年英国医学研究委员会标准**

| | |
|---|---|
| S0 | 神经支配区无任何感觉 |
| S1 | 神经支配区内皮肤深痛觉恢复 |
| S2 | 神经支配区内浅感觉与触觉有少许恢复 |
| S3 | 神经支配区内浅痛觉与触觉完全恢复,没有过敏 |
| S3+ | 除 S3 外,神经支配区内尚有部分两点分辨觉存在 |
| S4 | 感觉恢复正常 |

位图表[20]用于记录手部的感觉(图 4.27)。

两点辨别觉:采用钝头的圆规、回形针的两端或者特有装置。先告诉患者:"我接下来用一端和两端接触你的手指,如果你感觉到了一点,就说

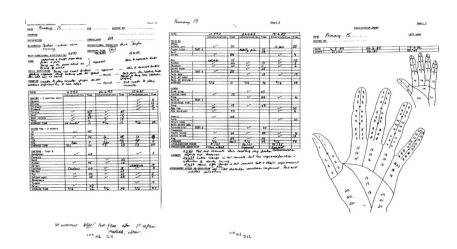

图 4.27　正中神经修复后感觉定位与识别的恢复记录表。

"一";如果感觉到了两点,就说"二";如果不确定,也说"一"。然后患者闭上眼睛,开始尝试着辨别一点和两点。此试验表明了慢适应感受器再支配的程度。患者很容易混淆,因为在整个测试中很难保持每次检测都采用相同的压力。

温度觉:使用两只塑料管:一只装冷水,另一只装约 35℃的热水,交替轮流接触测试区域的皮肤。

位置觉:除了测试的关节外,其他周围的关节均要固定。先向患者展示关节被移动的方向,然后嘱其闭上眼睛,感受并指明关节被移动的方向。

针刺觉:钝头针轻轻接触皮肤,然后询问患者感觉是利还是钝。

识别纹理和形状:采用由 Wynn Parry 和 Salter[20]发明的方法和图表。蒙住眼睛的患者接触一些不同形状、质地和表面特征的物品,然后将它们区分开来,记录辨认正确的次数和所需的时间。随后识别日常使用的普通质地的物体。这项测试比两点辨别觉更能衡量神经再生与功能恢复情况[9]。

## 4.6.1　定量感觉测试

定量感觉测试(QST)采取精准定量刺激和严格的控制。此技术方法并非普遍适用,但其是一项重要的发展。定量感觉测试包括以下发现:

● 有局部或者广泛的神经病变,被错误地归为"复杂区域疼痛综合征 1 型"(CRPS 1 型)的患者。

● 神经纤维对不同病变的敏感差异性。

● 不同人群神经纤维恢复速度的差异性。

此方法包括以下测量:

● 主观感受如热阈、轻触和震动。

● 出汗和组胺引起的潮红反应。

● 通过接触性热痛诱发电位刺激器(CHEPS)研究小感觉纤维(Aδand C 纤维)的传导。

● 通过经颅电磁诱发电位(TCEMEP)研究躯体传出神经通路的传

导,进一步深入讨论见 Birch[1]。

# 4.7　肌肉的检查

## 4.7.1　易犯的错误

代偿。在检查时,同时触诊同一肌肉的肌腹和肌腱对检查者来说很重要。单独的肱桡肌是肘部强有力的屈肌。不需要肱三头肌的辅助,重力的力量就足够伸展肘部。腕部伸肌和屈肌的瘫痪可能被手指的伸肌和屈肌所掩盖。拇长伸肌能够伸展腕部,如果腕部部分外翻,拇长展肌能模仿这个动作。拇短展肌和拇短屈肌插入伸肌的扩张区,所以内收拇指会伸展指间关节,甚至在伸肌发生瘫痪的情况下。用力伸展手指会显示骨间肌内收的动作,同时强力的收缩会显示内收的动作。骨间肌伸展邻面的指间关节,同时掌指关节是收缩的。腓骨肌能造成踝关节背侧的收缩。

"腱固定术"动作。当手指的长屈肌瘫痪时,腕关节伸展能产生足够的张力引起指间关节的弯曲。当踝关节背屈的时候,脚趾也会发生类似的反应。"腱固定术"效应是大部分肌肉转位的基础(图 4.28 和图 4.29)。这个效应因引起固定长度畸形的中度缺血后纤维化而增强(图 4.30)。

回弹。当瘫痪肌肉的拮抗肌强烈收缩后迅速放松时,瘫痪的肌肉会出现收缩。在腓总神经麻痹中,患者会通过强烈收缩后突然放松屈肌模仿脚趾或踝关节的主动伸展。

## 4.7.2　肌力测量方法

目前尚没有系统记录运动力量的方法可以取代 1941 年 Highet[8]在医学研究委员会神经损伤协会上提出的方法(表 4.3)。对个别肌肉或肌群肌力的判定有所更改(表 4.4)。更改后不再是线性地划分肌力级别,而且每个等级代表更广泛的实际力量[11,12,17]。

利用可以显示肌肉耐力的仪器来测定肌力可能更加准确。一方面,由曼尼菲尔德设计、乌拉姆制造的仪器显示了捏握力在发生低位正中神经麻痹时下降约 1/3,在发生低位尺神经麻痹时下降约 3/4。发生高位尺神经

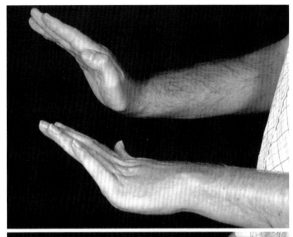

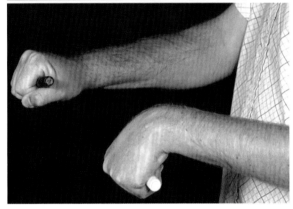

图 4.28 腕部伸展的重要性。这名 31 岁的平面设计师存在双侧臂丛神经损伤。右侧 C7 撕裂接受了屈肌到伸肌转移的治疗,评估其获得了正常人 50% 的握力。左侧 C6、C7、C8 撕裂,只有 FDS 肌可转移到 EDC 和 E-PL。握力可以忽略不计。

麻痹后,握力会下降约 50%,而发生桡神经麻痹时会下降 20%,这体现了腕部伸展的重要性[1]。

肌力计(D60107MK1 型号,Penny 和 Giles 转换器,汉普郡克赖斯特彻奇)是用来检测近端肌肉收缩力的仪器。在测量肩部和手臂的肌力时,需要患者舒服地坐着,背部靠住直立的椅背,双侧上肢保持在同一位置。检测者使用适当大小的杯子对患者手臂施加力。而患者上臂对抗的力会被检测到并且以百分率的形式被记录下来。测量髋关节屈曲时的肌力,需要患者取仰卧位,侧卧时外展或俯卧时伸展。在测量膝盖伸展的力量时,最好让患者取坐位,同时双腿跨过检查床的边缘(图 4.31)。

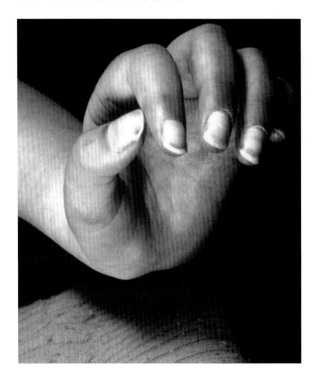

图 4.29　一例 13 岁高位正中神经和尺神经麻痹的患儿腕部伸肌的"腱固定术"效应。

　　尽管部分三角肌局部麻痹的患者在活动时肌肉足够灵活，但在外展和弯曲时其肌力下降到非损伤侧的 40% 左右。在 90°的外展运动中，测得肩部的伸展力量下降至 5%。在腋神经良好修复后，外展肌力恢复至非损伤侧的 60% 左右。肌皮神经麻痹导致肘关节外翻的肌力下降至非损伤侧的 20%~40%，成功修复后可恢复至正常的 60%~80%。在腓总神经恢复良好后，踝部背屈力量可达到正常的 50% 左右。股神经成功修复后，膝盖伸展力量可以恢复至正常的 60%。尽管这些数值都要低于正常值，但它们远高于肌肉转位恢复的力量[1]。

## 4.8　诊断中的一些难点

　　严重的误诊最常见于肩胛带和臀部近端的大肌肉。尽管神经损伤的

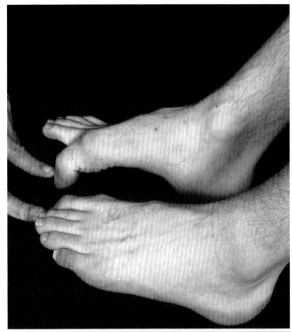

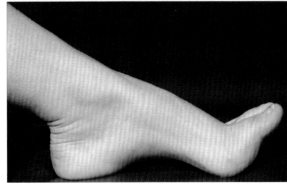

图 4.30 小腿前室缺血后纤维化合并髓内针的病例。上图示踇长伸肌挛缩；下图示趾长伸肌和踇长伸肌挛缩。

检查精确可靠度如同临床的基本检查，但是在许多情况下，神经损伤延误确诊的情况相当令人担忧。本节描述了一些诊断尤其困难的问题。

## 4.8.1 胸骨肩胛肌群、胸骨肱骨肌群和肩胛肱骨肌群

下肩肱角(ISHA)有助于分析支配这些肌肉的神经损伤。下肩肱角由

### 表 4.3　运动恢复

**1941 年 Highet 提出的原始分级方法[1]**

0 级　　无收缩

1 级　　近端肌肉明显收缩

2 级　　近端和远端肌肉明显收缩

3 级　　近端和远端肌肉功能恢复到重要肌肉有足够肌力可以对抗肢体重力的活动

4 级　　除恢复到 3 级肌力外,还能完成所有协同和单独的动作

5 级　　完全恢复

**1954 年英国医学研究委员会制定的标准[1]**

M0　　无收缩

M1　　近端肌肉明显收缩

M2　　近端和远端肌肉明显收缩

M3　　近端和远端肌肉明显收缩至所有重要肌肉有足够肌力对抗肢体重力的活动

M4　　除恢复到 3 级肌力外,还能完成所有协同和单独的动作

M5　　完全恢复

### 表 4.4　个别肌肉或肌群的肌力分级

0　　完全麻痹

1　　"微动":肉眼可见和触及肌肉的收缩

2　　没有重力的情况下可以活动关节

3　　对抗重力的情况下可以活动关节

4　　对抗阻力的情况下可以活动关节

5　　正常力量

肱骨长轴和肩胛骨的外侧缘构成,角的尖端位于盂肱关节,在休息状态下手臂完全主动上举时测量该角(图 4.32)。这项简单的步骤分别测量肩胛胸壁关节和盂肱关节对肢体上举的作用。正常上肢主动上举时,下肩肱角最大为 150°~170°。通过测量关节被动活动的范围来检测关节僵硬程度,

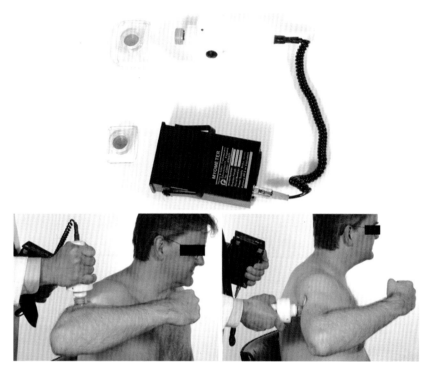

图 4.31　使用肌力计测量肩部的肌力，患者取坐位。

正常肢体为 170°~180°。

脊髓副神经横断的后果非常严重，通常在颈后三角的顶点区域由外科医生所致，可致残。大多数患者立即感觉疼痛并且出现显著的功能丧失（图 4.33）。患侧肩胛骨下垂，并且远离脊柱，下肩肱角的平均活动度约为 50°。"翼状肩胛"经常被错误地归因于前锯肌麻痹（图 4.34）。

支配前锯肌的神经通常因外科医生的疏忽而受损，切断后疼痛和功能受损程度稍轻于脊髓副神经。此神经易患神经痛性肌萎缩，下肩肱角的平均活动度约为 130°，这是下肩肱角主动外展唯一超过总活动范围的神经损伤疾病。肩胛骨抬高并靠近脊柱（图 4.35）。

腋神经和肩胛上神经：肩袖。

腋神经断裂诊断非常困难。原因之一是现在普遍持有的（错误的）观

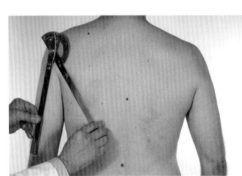
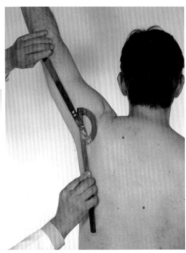

图 4.32　正常肩部活动的下肩肱角约为 170°。

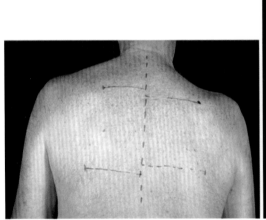
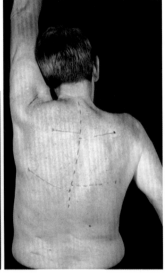

图 4.33　右侧脊髓副神经麻痹。肩胛骨下垂并且远离脊柱,下肩肱角的活动度为 30°。

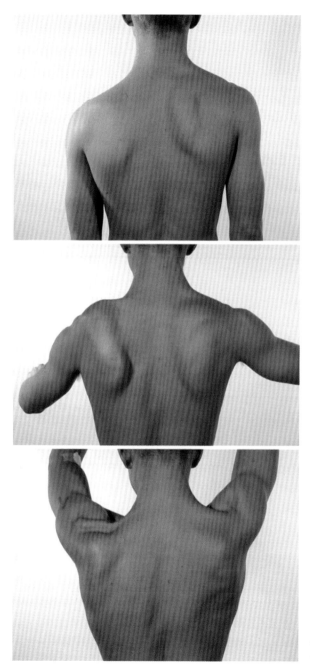

图 4.34　左侧脊髓副神经麻痹。脊髓副神经修复后，斜方肌上部纤维得到早期恢复，翼状肩胛，斜方肌下部肌纤维未隆起。休息状态下，肩胛骨向下移位并且远离脊柱。

点:三角肌是盂肱关节的外展肌(图4.36至图4.38)。Wynn Parry[19]检查了145例三角肌麻痹的患者。他发现肩关节外展功能完全或者接近完全,并且描述了一种代偿性运动训练方法,可使患者恢复完全执行军事任务的能力:"需要强调的是,通常就这个词相关的意义而言,提供完全外展和上举功能的运动并非是虚假的,所以涉及的肌肉都有助于肩部外展。肩肱节律相当正常,训练晚期的患者甚至不需要外旋肱骨来完成运动训练"。Seddon[14]则稍显谨慎:"冈上肌完整的外展动作很少见;通常外展达到155°,手臂稍前于身体的冠状面"。奇怪的是,肩胛上神经损伤和(或)肩袖撕裂引起外展功能丧失往往错误地归因于腋神经损伤(图4.39和图4.40)。在63例患者中,腋神经不完全断裂后主动下肩肱角减小约20°,而肩部无僵硬[1]。大多数肩胛上神经麻痹或者肩袖完全撕裂的患者(78例),

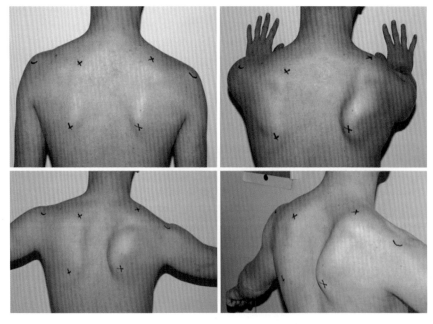

图4.35　支配前锯肌的神经损伤形成翼状肩胛。通过肩胛骨的位置,副神经损伤所致的翼状肩胛很容易鉴别,这是因为斜方肌、肩胛提肌和菱形肌的作用是把肩胛骨向上拉向脊柱。

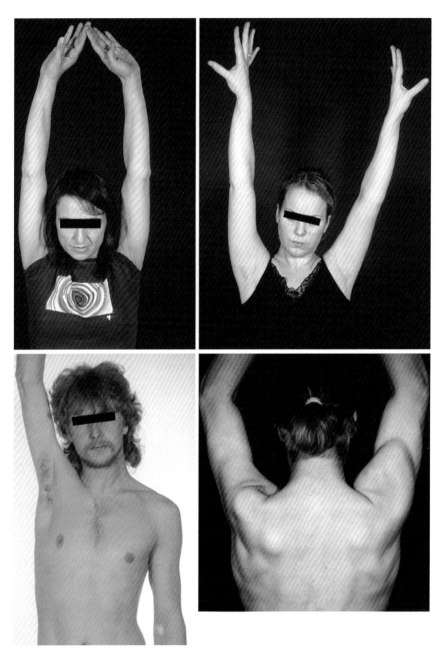

图 4.36　4 例已确诊腋神经断裂的患者,在三角肌功能丧失的情况下,依靠冈上肌举起上肢并完全内旋。下方的左图和右图:注意胸大肌的锁骨头的活动。

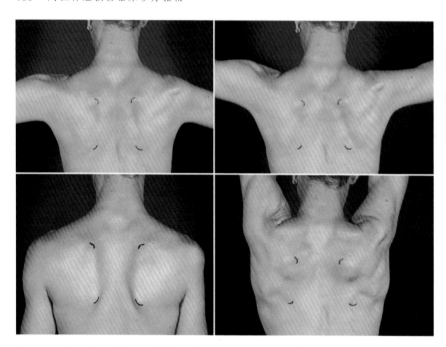

图 4.37 另一例右侧腋神经断裂患者的肩胛骨活动。损伤侧主动下肩肱角（下图右侧）减小 20°，表明 20°的上举范围依靠胸肩胛关节的额外运动而实现。

下肩肱角减小少于 30°[1]。可能腋神经麻痹最可靠的体征是伸展功能减弱。三角肌麻痹时，肩外展至 90°的伸展力仅为正常的 5%~10%。仅当肌肉萎缩非常显著时，才能比较容易诊断腋神经断裂，而此时做任何修复均为时已晚。对于肩部骨折/脱位的患者，临床医生检查肌肉的功能是很困难的。感觉丧失的范围也不一致，一些患者描述肌肉表面的皮肤感觉异常而并非丧失。肩部脱位或者骨折成功复位后的患者，手臂可用吊带支撑，然后进行以下三种简单的试验：

- 肩关节开始外展，表示肩胛上神经功能正常及肩袖未撕裂。
- 三角肌皮肤感觉异常，表示腋神经有损伤。
- 患者轻度伸展用吊带支持的肩部，使检查者触摸三角肌后部的活动。

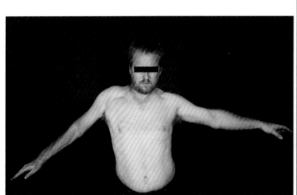
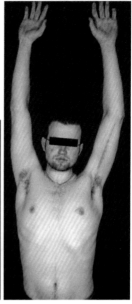

图 4.38　肩胛上神经和腋神经联合损伤。左图示右侧肩胛上神经损伤不可修复而腋神经修复后功能恢复良好的患者,图示为肢体上举范围。右图示另一例患者,左侧肩胛上神经成功修复而腋神经损伤不可修复,图示为肢体上举范围。

## 4.8.2　手

当切断正中神经后, 大鱼际肌的对指对掌动作可以由尺神经支配的短屈肌和长展肌的共同作用来代偿。与健侧相比,可以发现此代偿作用是不完全的,不能产生对指对掌的旋转动作。同样,在正中神经功能丧失的情况下,短展肌的外展动作也可以通过长展肌来代偿。在损伤早期,如果检查者无法通过肌肉萎缩来判断时,以上这些要点非常重要。

尺神经支配的内在肌功能丧失后,会引起手部夹握功能异常,以及长屈肌、长伸肌功能不协调。环指和小指呈最显著的"爪形手"(图 4.41)。可以通过手指外展和内收的力量来测量手部尺神经支配肌肉的肌力, 通过从两个相邻内收的手指之间拉出纸张的容易程度来评估此肌力。

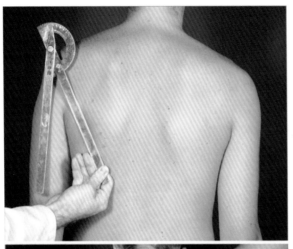
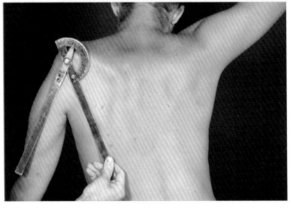

图 4.39　肩关节开始外展伴主动下肩肱角增大是肩胛上神经修复后冈上肌功能恢复的最初征象。该患者的腋神经损伤无法修复。

## 4.8.3　下肢

　　检查健康受试者连接骨盆和股骨的肌肉不难，但是若受试者行关节置换术后不久，则情况完全不同。医生也不希望术后发生神经损伤。一例患者膝关节置换术后不久出现了"足下垂"，直到 1 年以后，另一位检查者才发现其大部分臀肌麻痹。臀上神经麻痹后果严重，但是通常得不到及时诊断。我们可以从患者站立、行走的姿态中获得很多信息，站立或者仰卧时检查臀小肌的完整性，坐位时检查髋关节的旋转功能，俯卧时检查臀大

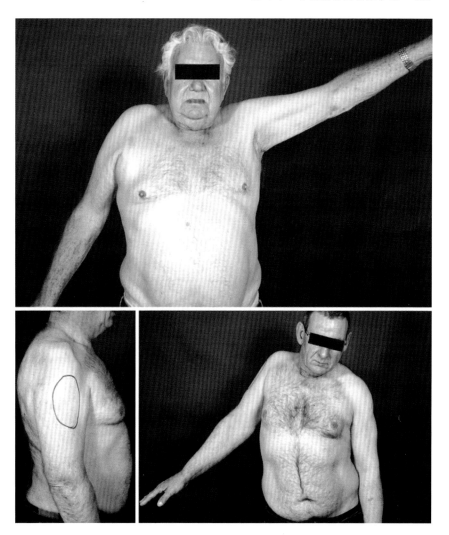

图 4.40　肩部骨折/脱位致肩袖撕裂伴肩胛上神经和腋神经损伤的患者。上图示一位肩胛上神经和腋神经均有明确功能恢复的 74 岁前伞兵的右肩上举范围。下图所示的造船工抓住缆绳从泰晤士河救起了 1 个人，被救者的体重和河水的冲击力使其感觉右侧肩部肌肉被撕裂，肱骨头牵拉脱位，随后右上肢无法自主活动。MR 扫描证实为肩袖撕裂，8 周时肌电图显示肩胛上神经完好及三角肌后部神经再支配，肩后部存在 Tinel 征，随后成功修复肩袖。

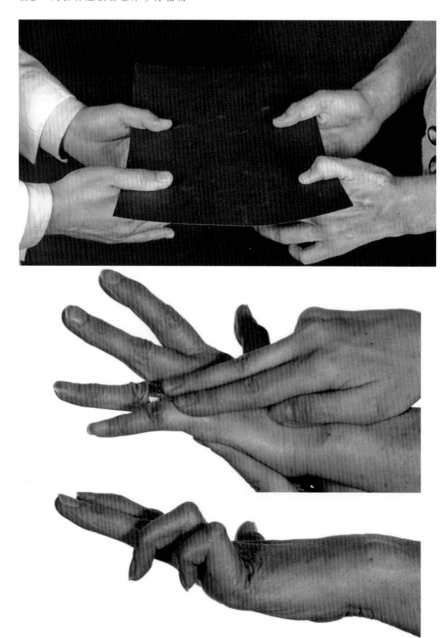

**图 4.41** 尺神经病变手部的小肌肉。上图示患者左手 Froment 征阳性。下图示通过掌指关节的被动屈曲来矫正爪形手。

肌。但是通常可以见到患小儿麻痹症的儿童和青少年行走姿态正常,尽管他们的股四头肌已经麻痹,这是因为阔筋膜张肌维持了膝关节的稳定性,起到了代偿和适应的作用。很多情况下,存在导致膝关节过伸畸形的其他因素,但是因此而认为存在深部股神经病变的成年患者能正常无风险地行走是完全错误的。在髋关节置换术后,6 例患者在摔倒和受伤后才被诊断为股神经麻痹。高位股神经病变可以同时导致髋屈肌和膝关节屈肌麻痹,具有致残性。

## 4.9　神经损伤的晚期征象

神经完全退行性病变发生 2 周后,感觉丧失区域界限清楚,开始出现萎缩表明运动功能受损。同时伴随无汗症状,随着周围神经纤维的退变,恒定温暖的皮温发生改变,随后出现皮肤冰凉(图 4.42)。

随着时间的推移,出现失用性改变:皮肤变薄;甚至出现创伤性溃疡;指尖蜕皮;皮肤纹理消失;恒冷、发绀;关节僵硬;挛缩;肌肉明显萎缩。指甲变脆、变色并且容易感染;毛发生长受到干扰,头发比较粗糙(图 4.43 和图 4.44)。在缺血的肢体中,这些变化出现得更为迅速。处于正在生长状态中的肢体长期失神经支配会造成缺陷性生长;此现象常见于产伤引起臂丛损伤的患者(图 4.45 和图 4.46)。在长时间传导性阻滞的患者中,上述改变明显轻于神经退行性病变。在退行性病变中,运动和感觉器官发生显著的变化。在终末器官皮肤、汗腺和小动脉肌层中,远端轴突的数量通常保持一定的密度。很难否定这样的结论:“失用性”改变至少部分是由远端轴突、终末器官的缺失和靶组织作用的丧失所致。

当神经出现退行性变化时,患者适合检查而不是修复性治疗,临床医生的目的是确保在周围神经退变征象出现前,以及在失去最佳干预期之前做出诊断。然而,不幸的是,周围神经疾病学家仍会遇到延迟诊断的患者,他们逐渐出现了神经退变的征象。最后,晚期的表现是这些征象的消失伴随部分运动或者感觉功能的持续性麻痹,意味着病变是部分或者完全的传导阻滞。

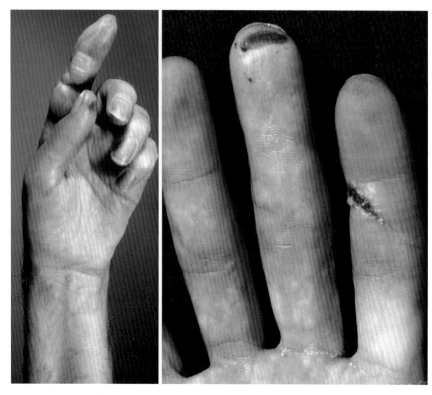

图 4.42　神经损伤后的晚期变化。左图示正中神经高位损伤后的交感神经麻痹和未引起注意的烫伤。右图示正中神经损伤后中指变细、皮肤溃疡及示指的意外损伤，患者是一位石匠。

## 4.10　神经损伤后神经性疼痛的诊断

　　严重的神经性疼痛是周围神经损伤的常见并发症，尤其是那些由外科医生和麻醉师操作引起的损伤。此诊断有赖于详细的病史和检查的准确性，症状、体征的精确分类和术语的使用也很重要。

　　●痛觉感受器是检测伤害性事件是否存在的神经结构：痛觉传导通路或者传导束传达并通知大脑的伤害性事件被感知为疼痛。

　　●感觉异常：自发的异常感觉。

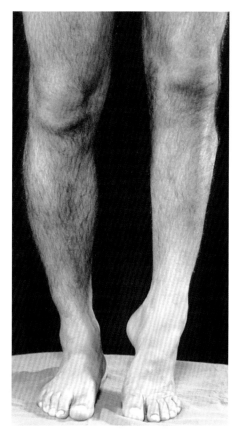

图 4.43　缺血后的纤维化。关节镜下半月板部分切除术时外侧膝降动脉割裂。尽管存在强烈的烧灼痛,但是接下来的 4 天未对继发的假动脉瘤进行任何检查。图示为损伤 3 年后腿部、踝部和足部的表现。

● 感觉不良:自发的、不愉快的异常感觉。

● 痛觉过敏:对正常强度的疼痛刺激反应增高。

● 异常性疼痛:正常情况下不应引起痛觉的刺激产生了痛觉。

● 痛觉过度:对刺激呈现夸大、长期和非常疼痛的一种状态。

　　区分感觉异常和感觉不良的自发症状非常重要,它们都源于受损的轴突,没有诸如异常性疼痛的外界刺激。这种疼痛刺激是指通过快速传导机械刺激感受器纤维传导而形成的疼痛。这种超过损伤神经分布区的自发扩散的诱发性感觉症状表明涉及背角其他神经元的中枢致敏(图 4.47)。

　　这些不同类型的感觉障碍在日常生活中有很多的例子。一些有周围

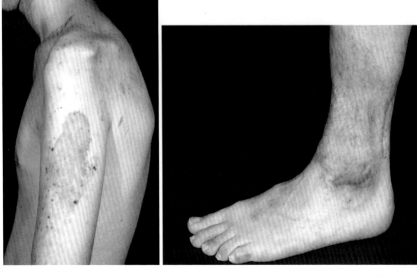

**图 4.44**　神经损伤后皮肤的晚期改变。 左图示臂丛神经撕裂 6 个月后 C5 分布区域的皮疹。右图示膝部损伤 1 年后腓总神经支配区域出现的皮疹。

神经卡压或刺激性病变的患者有自发的冷水或冷香槟滴落在皮肤上的感觉，这是感觉异常。有时这些自发的感觉产生一种不愉快的感受，就像有蚂蚁在皮肤下爬行，这是感觉障碍。轻轻触碰皮肤即可引发的疼痛是异常性疼痛。更严重的近端神经损伤可引起不间断的疼痛感，经常被描述为烧灼感；该部分不能或很难接受检查和触碰。这是痛觉过敏。

## 4.10.1　异常性疼痛

异常性疼痛是医学领域最重要的临床症状之一， 它必须被寻找到并得到精确的解释。异常性疼痛可以通过施加刺激而引发,这些刺激在正常情况下并不会引起疼痛,但只有当皮肤内残留神经分布时,刺激会使患者感到疼痛。异常性疼痛表明机械性刺激受体和其他神经纤维的末端、亲本细胞体和后角的二级神经元出现了状况,致使它们传导疼痛信号。异常性疼痛可以指在神经修复的再生早期阶段发生的过激反应， 但它特指在神经损伤后对皮肤的轻微刺激引起痛觉的症状。引发异常性疼痛的原因可以

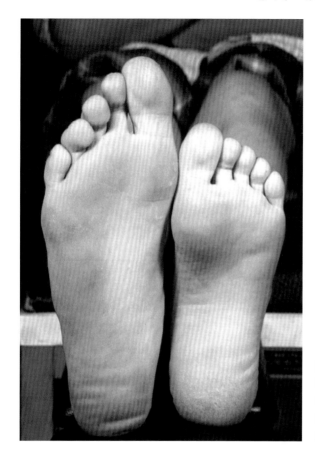

图 4.45　11 岁男孩,膝部胫神经和腓总神经损伤后 4 年,左足萎缩。腓总神经成功修复,胫神经未成功修复。

是静态的压力,也可以是动态的,如抚摸、气流或微风、与衣料或床单摩擦。除此之外,还有冷热性的异常性疼痛,也就是正常情况下不会致痛的冷热刺激引起的疼痛,这可能是因为身体将低温刺激误认为是高温灼伤,反之亦然。异常性疼痛经常超出损伤神经支配范围,如中枢致敏。

## 4.10.2　痛觉过度

感觉过度是一种深层的、灼烧样的且定位不准确的疼痛感,经常超出损伤神经的支配范围,在缺血肢体中因肌肉的触诊而诱发。感觉过度类似于皮肤的异常性疼痛,但是涉及深部的神经传入通路。

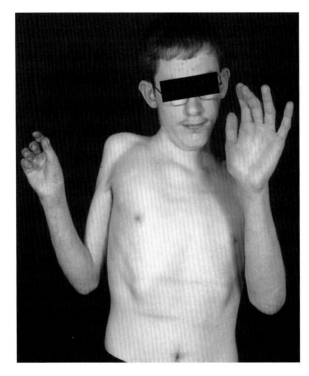

图 4.46　臀位分娩引起的双侧臂丛神经损伤。右侧完全性损伤并伴有膈神经麻痹,C5、C6 恢复效果差,7 岁时行副神经移位修复肩胛上神经,恢复了部分外旋功能。左侧 C5 神经根撕脱、C6 神经根断裂,4 岁时行背阔肌移位重建失败。生长造成的差异在前臂和手部特别显著。

## 4.10.3　传入神经阻滞痛

当损伤背根神经节的胞体和脊髓后角的胞体之间的神经通路时会产生传入神经阻滞痛。毕竟任何损伤只要严重到足以造成轴突中断就必然会引起传入神经阻滞,而在这种情况下,如果使用该术语是没有任何意义的。臂丛或腰骶丛神经硬膜囊内损伤经常特征性地表现为这种疼痛。

## 4.10.4　临床评估

病史非常重要,需要给患者足够的时间来叙述他们的病情。晚期的患者在描述一些症状时可能会产生混淆,这些症状看起来很奇怪,有可能被他人忽略。在采集病史过程中,有必要向患者提出导向性的问题以表明医生的确在倾听患者的叙述、相信并能理解他们所说的。某些征象特别重要。

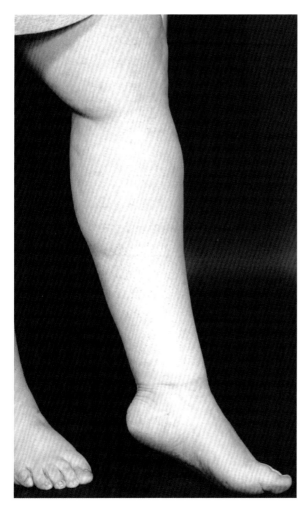

图 4.47　创伤后神经痛的极端中枢敏感化。51 岁女性,手术造成足底内侧神经不完全切断,误诊为复杂性区域疼痛综合征 1 型,经药物和阻滞治疗数月。3 年后因小腿和足部强烈的异常性疼痛而无法行走,小腿和足部皮肤伴有多汗和颜色改变,在胫神经修复及持续 3 天置管行局部麻醉阻滞治疗后,症状得到极大改善。

●起病。创伤后或者手术清醒后立即出现疼痛意味着遭受损伤,而延迟出现的疼痛则表明是迟发性的病情,如血肿。

●分布情况。询问患者疼痛是从哪里开始的,转移到了何处,是否超出了初始疼痛范围。如果答案为"是",是何时发生的?

●性质。疼痛是持续存在的还是偶然的,是持续性还是间歇性?经常使用不同的术语描述,灼烧痛、撕裂痛、挤压痛、压迫痛、"手像被钳子夹住""足骨像要从皮肤中穿出来""像用滚烫的针或者挫刀在皮肤上摩擦"。疼痛位于皮肤表面还是深部?偶发性或者痉挛性疼痛常被描述为闪电样、电流样、闪痛或者刺痛。

● 加重及缓解因素。很多患者能清晰地描述出异常性疼痛的现象。通常是在大腿或者臀部血肿压迫坐骨神经后,小腿和足部逐渐无法耐受异常感觉。温度、天气的变化或者相关疾病的影响很大,此征象经常出现。

● 通过疼痛对生活、工作、学习、社交活动及睡眠的影响,可以深入了解疼痛的严重程度。

检查时动作必须轻柔,某些患者仅仅只能视诊。一些重要的特征包括营养的变化、血管和汗腺分泌异常、局部姿势及自发性运动。在评估完异常性疼痛之后,其他形式的疼痛也应该在肌筋膜间室深触诊之前进行评估和排除。接着检查 Tinel 征。神经损伤引起的疼痛有三个特征,这对于临床医生来说非常重要:

● 感觉不良。

● 异常性疼痛。

● Tinel 征。

依据提供的这些信息,临床医生应该能够准确地诊断出哪条神经损伤、神经损伤的位置、引起损伤的原因和损伤的潜在机制。

## 4.10.5　神经性疼痛综合征

神经性疼痛综合征主要包括以下 4 种[3]:

1.灼性神经痛:通常由正中神经、尺神经或胫神经高位损伤,或发出这些神经的神经干损伤导致,并伴有动脉损伤。这种疼痛呈自发性、持续性,常伴有蔓延整条受累肢体的灼烧感,并且会在受到物理刺激或情绪刺激时加重。患者会出现排汗过多及血管舒缩障碍。此外,还有明显的触痛及痛觉过敏症状(图 4.48)。

2.压迫性神经痛:通常是解剖上未受损或已经修复的神经,由于长时间被勒住、受压迫、扭曲或缺血而出现的神经痛。这种疼痛仅局限于该神经分布的区域,很少出现自主神经过度兴奋的现象。

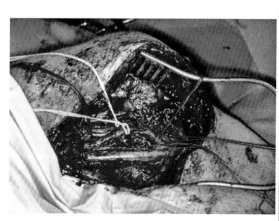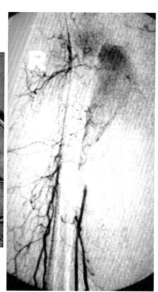

图 4.48　55 岁老年女性在腋窝脂肪瘤切除术后出现的灼性神经痛。术后 3 周,发现手术造成了肱动脉的医源性假性动脉瘤,正中神经和尺神经均移位并受压。在治疗了假性动脉瘤,并留置导管局麻阻滞正中神经和尺神经 3 天解除压迫后,疼痛得到了缓解。

　　3.创伤后神经痛:疼痛起初局限于受损神经支配范围,不伴有明显的自主神经过度兴奋。发出皮支的神经通常还会出现皮肤感觉迟钝和刺痛感,然而其神经痛是深层的、单一的,从受损神经传导至其支配的肌肉。

　　以上三种综合征,在受损平面几乎都会出现明显的、产生疼痛的Tinel 征阳性表现。但是 Tinel 征阳性不会出现在以下第四种综合征,即传入神经阻滞性疼痛。

　　4.臂丛或腰骶丛神经节前损伤致传入神经阻滞性疼痛:大多数患者在受伤的 24h 内即会出现明显的、有诊断特异性的疼痛[2]。起初在麻醉部位会出现持续的、程度剧烈的撕裂痛或灼痛,然后在撕脱的脊神经支配的皮区会叠加出现痉挛性的、电击般的闪痛(图 4.49)。

　　Willner 和 Low[18]制订了一些治疗神经性疼痛的原则,包括以下 7 条:

　　1.去除病因。

　　2.促进愈合或再生。

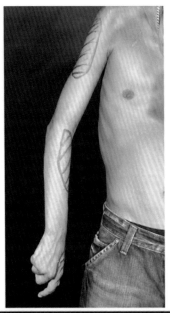

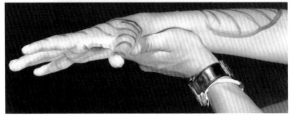

图 4.49　在该患者受伤当天 ,C5、C6、C7 支配的皮区即出现强烈的电击般的闪痛。这三条神经在摩托车事故中从脊髓中撕脱。

3.纠正神经微环境。

4.修复传入通路。

5.调节中枢抑制通路。

6.减少自主神经过度兴奋。

7.通过缓和因疼痛表现出的情绪或行为来改变疼痛的阈值。

这些都是非常有意义的治疗原则。神经局灶性损伤所致的神经性疼痛通常要求通过手术达到 1~4 条原则,有时还需要达到第 6 条。而药物或其他非手术治疗措施则可以实现最后 3 条原则。

# 4.11 辅助诊断

## 4.11.1 神经电生理检查

尽管在急性期神经电生理检查(NPI)经常因疼痛和局部情况被延误，但是毫无疑问，它仍是最重要的诊断手段。因为，我们必须正确进行检查，并对结果给出专业的解释。但是它不可替代临床观察，更不能作为诊断和治疗延误的借口。读者可参阅 Smith 和 Knight[15]的详细论述，他们强调："电生理诊断检查包含神经传导检测联合或不联合肌电图及其他检测技术，经常被通俗地称为 EMG。这是一种错误的理解，我们要避免。神经传导检测和肌电图是完全不一样而又相互关联的两个过程"。NPI 对神经损伤的以下过程非常有帮助：

● 损伤定位。

● 病理生理学诊断。

● 随时对存在完整的、可工作的神经纤维的损伤部位进行神经传导检测。

● 确定损伤程度。

● 鉴别神经再生。

● 检测到来自大脑皮层诱发电位的传导时间延长时，可为臂丛神经根存在可疑的撕裂提供非常有价值的证据。

● 也许最简单却经常被忽视的是电生理检测，其是一种给予神经低于损伤水平的刺激并观察运动反应的检测技术。损伤 3 天后，如果神经支配的肌肉对低于损伤水平的刺激呈现正常的反应，那么损伤很有可能是传导阻滞；如果没有运动反应或者反应非常微弱，那么损伤为神经退化。

NPI 的使用也给手术带来了非常多的好处，尤其在以下方面：

● 确定损伤部位神经的连续性。

● 确定传导阻滞的位置。

● 确定轴突断裂的部位。

● 确定看似完整的臂丛神经组织是否真的与中枢完全连接。

## 4.11.2　高频超声

熟练的超声检查技术能早期发现神经断裂或者其他严重的神经损伤,许多矫形外科和骨折外科的医生已经精通此项技术,有可能感兴趣的临床医生广泛采用此方法以克服在闭合性骨折中神经干断裂难以诊断的难题,Cokluk 和 Aydin[5,6]用带有 5~7.5 MHz 频率线阵探头的 Tosbee 超声仪(日本东芝公司)检查了 58 例患者,上肢损伤的患者取仰卧位,将超声耦合剂涂于探头和皮肤表面,以增加对神经和肌肉–骨骼结构的显示效果,检查范围从可疑损伤区近端约 10cm 处开始到可疑损伤区 10cm 为止,骨骼、肌肉、肌腱、血管结构和周围神经被区分开来:"在垂直面和横切面检查神经及其周围组织的连续性、结构、形状、口径和完整性。"检查股神经时患者取仰卧位,而检查坐骨神经时取俯卧位。

这些患者中有 16 例是在受伤 3 天内检查的,大多数患者的超声诊断结果与随后的术中情况相一致,这项研究证明了高频超声在神经鉴别、损伤水平定位及损伤性识别中的可靠性。Toros 等[16]提供了关于该技术进一步的有价值的信息。

## 参考文献

1. Birch R. Clinical aspects of nerve injury. In: Birch R. Surgical disorders of the peripheral nerves. London: Springer; 2011. p. 145–90, Chapter 5.
2. Birch R. The closed supraclavicular lesion. In: Birch R. Surgical disorders of the peripheral nerves. London: Springer; 2011. p. 375–428, Chapter 9.
3. Birch R. Pain. In: Birch R. Surgical disorders of the peripheral nerves. London: Springer; 2011. p. 527–62, Chapter 12.
4. Birch R, Eardley W, Ramasamy A, Brown K, Shenoy R, et al. War nerve injuries part 1 – epidemiology pp 523–528: part II – outcomes. J Bone Joint Surg Br. 2012;94B:529–35.
5. Cokluk C, Aydin K. Ultrasound examination in the surgical treatment for upper extremity peripheral nerve injuries: part I. Turk Neurosurg. 2007;17(4):277–82.
6. Cokluk C, Aydin K. Ultrasound examination in the surgical treatment for upper extremity peripheral nerve injuries: part II. Turk Neurosurg. 2007;17(3):197–201.
7. Coupland RM. War wounds of limbs. Oxford/London: Butterworth–Heinemann; 1993.
8. Highet WB. Memorandum to the nerve injuries committee of the Medical Research Council. In: Seddon HJ, editor. Peripheral nerve injuries Medical Research Council Special Report Series No. 282. London: HMSO; 1954. p. 355.
9. Jerosch-Herold C. Assessment of sensibility after nerve injury and repair: a systematic review

of evidence for validity, reliability and responsiveness of tests. J Hand Surg Br. 2005; 30B:252–64.

10. Kato N, Birch R. Peripheral nerve palsies associated with closed fractures and dislocations. Injury. 2006;37:507–12.

11. Kaufmann KR. Quantitative muscle strength assessment. In: Dyck PJ, Thomas PK, editors. Peripheral neuropathy. 4th ed. Philadelphia: Elsevier Saunders; 2005. p. 1095–102, Chapter 43.

12. Mills K. Wasting, weakness and the MRC scale in the first dorsal interosseous muscle. J Neurol Neurosurg Psychiatry. 1997;62:541–2.

13. O'Brian M, editor. Aids to the examination of the peripheral nervous system. 4th ed. London: Elsevier; 2000.

14. Seddon HJ. Surgical disorders of the peripheral nerves. Edinburgh/London/New York: Churchill Livingstone; 1975. p. 177.

15. Smith SJM, Knight R. Clinical neurophysiology in peripheral nerve injuries. In: Birch R. Surgical disorders of the peripheral nerves. London: Springer; 2011. p. 191–230, Chapter 6.

16. Toros J, Karabay N, Özaksar K, Sugun TS, Kayalar M, Bal E. Evaluation of peripheral nerves of the upper limb of the upper limb with ultrasonography. J Bone Joint Surg Br. 2009;91B:762–6.

17. Trumble TE, Kahn U, Vanderhooft E, Bach AW. A technique to quantitate motor recovery following nerve grafting. J Hand Surg Am. 1995;20A:367–72.

18. Willner C, Low PA. Pharmacologic approaches to neuropathic pain. In: Dyck PJ, Thomas PK, Griffin JW, Low PA, Poduslo JF, editors. Peripheral neuropathy. 3rd ed. Philadelphia: Saunders; 1993. p. 1709–20, Chapter 94.

19. Wynn Parry CB. Rehabilitation of the hand. 4th ed. London: Butterworth; 1981.

20. Wynn Parry CB, Salter RM. Sensory re-education after median nerve lesions. Hand. 1976;8:250–7.

# 第 **5** 章

# 周围神经手术治疗

## 5.1 手术干预的适应证和目的

Petrie 认为[23],实验研究是"研究者以某种方式干预来影响实验结果,这样的研究是纵向和前瞻性研究,研究者实施干预并且在一段时间之后观察实验结果。"

手术目的如下:

- 明确或者做出诊断。
- 修复严重损伤或者断裂的神经。
- 去除压迫、扭曲或者占位性有害物。

由血肿增大或者缺血导致的疼痛及神经病变的严重程度是很难描述的。临床医生必须留意缺血性肿胀的肢体及张力较大的肌间隔内的神经压迫,可从传导阻滞进展为更严重的退行性病变。

神经局部损伤后的持续疼痛是手术的适应证,几乎在损伤后的任何阶段都适合手术治疗[4]。在 Camp、Milano 和 Sinisi[7]描述的病例中,患者遭受了持续 18 年的顽固性进行性疼痛、患者尺神经与用于修复肱动脉的搏动性静脉移植物粘连,尺神经松解后疼痛消失。该疾病是一种被外部原因所延长的传导阻滞:此疼痛属于神经卡压性疼痛。

### 5.1.1 战争的教训

伦敦医院的外科医生在第一次世界大战前的几十年里主张紧急(一

期)缝合而不是延迟(二期)缝合。在战争期间,建立了修复战争性神经损伤的原则,包括通过清创、切除和延迟闭合进行恰当的治疗;切除瘢痕以显露健康的基底;切除损坏的神经露出健康的残端;通过充分移动、屈曲邻近的关节或者移植来进行无张力缝合,强调了修复的必要性[3]。

第二次世界大战期间,英国医学研究委员会神经损伤委员会的工作标志着对神经再生的理解有所提高,这也是将理论应用于临床实践的最重要时期。这个阶段研究了所有形式的神经移植,首次证明了轴突运输,还研究了神经再生的速度、失用性的影响、本体感受器的再生、再生神经纤维的成熟和逆向运输影响的意义[3]。

现代战争创伤强调了许多早期的惨痛的经验教训,也提供了新的经验教训[6]。大部分创伤是由爆炸所致的多重性、复杂性损伤,各筋膜室内的撕脱伤、割裂伤、冲击伤、挤压伤及撕裂的组织碎片,污泥和碎屑的严重污染很普遍,仔细的清创是限时复苏手术必不可少的第一步。战区医院的急救方针是恢复动脉血供和去除大范围的压迫,这大大降低了缺血性纤维化的发病率,仅有 1 例发生于肱动脉结扎的患者。

神经病变的组织损伤程度可能非常严重,50%合并骨折,32%合并动脉损伤,28%伴有中度或重度的肌肉缺失,50%存在中度或重度的皮肤缺失,70%的患者有两条神经的损伤。皮肤和肌肉的广泛损伤不利于神经再生及其功能的恢复。创伤后出现组织纤维化是疼痛和功能丧失的重要原因。36 例患者因严重的持续性神经源性疼痛而需要二次手术治疗,术后30 例患者疼痛缓解,止痛药的用量减少或者停用。部分患者术后麻醉苏醒后即感觉疼痛减轻。二次手术包括 6 例翻修术、11 例神经修复后松解术及 19 例神经松解术。持续性疼痛的原因包括移位的骨折碎片、异位骨、残留的金属碎片、缝合材料,以及最常见的包裹、束缚神经的瘢痕组织。15例患者采用游离筋膜皮瓣修复重建缺损的皮肤以减轻疼痛和促进神经再生,未出现假性动脉瘤和动静脉瘘患者。

## 5.1.2　时间:骨折和脱位的神经损伤

紧急探查术的一些实际应用的重要优点包括易于发现断裂的神经及断端较靠近的病例。最佳的探查时机是在远端神经失去传导功能之前(图

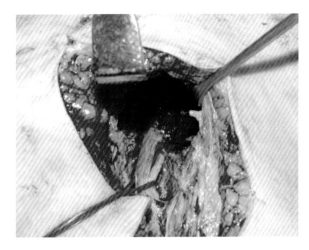

图 5.1　神经损伤后不久术中容易诊断。复杂性盆腔手术引起股神经不完全切断，外科医生发现并确认了损伤的神经，在受伤后 24h 修复。

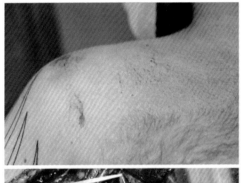

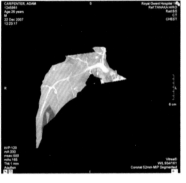

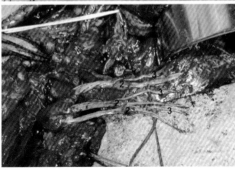

图 5.2　缺血和神经传导。臂丛神经牵拉性损伤伴有锁骨下动脉破裂，脉搏微弱，损伤后 54h 行手术治疗。C7、C8、T1 撕脱的前根在受刺激后引起相应远端肌肉的强烈收缩，这表明肢体既没有严重的缺血，远端神经也没有损伤。C5、C6 的神经残端可以记录强烈的躯体感觉诱发电位(1)，图示 C7、C8、T1 的背根神经节(2)和前根(3)，进行了广泛全面的修复。

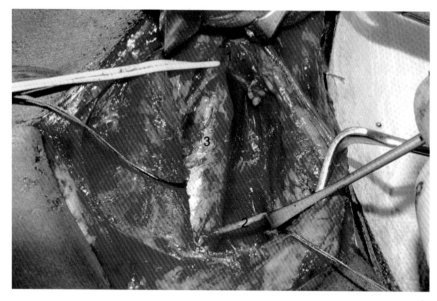

图 5.3 在延期修复的患者中,仅通过视诊鉴别神经损伤的性质很困难。C5、C6 和 C7 严重损伤后 10 周,难以区分神经根撕脱和断裂,术中可见膈神经(1)、肩胛上神经(2)和神经瘤(3)。

5.1 至图 5.3),一期修复指在损伤 5 天内进行手术修复,延迟一期手术在损伤后 5 天至 3 周内进行,二期修复手术在损伤后 3 周至 3 个月内进行,对于延误 3 个月以上的病例行晚期修复或忽略。

骨折或脱位导致神经损伤时,探查术的适应证如下:

- 骨折需内固定治疗。
- 相关血管损伤。
- 开放性骨折的伤口需要探查。
- 骨折或者脱位无法复位。
- 观察期间神经损伤程度加重。
- 手术内固定时造成神经损伤。
- 拟通过内固定治疗闭合性骨折,如果决定选择切开复位,最恰当的做法是显露出现功能障碍的神经。如果骨科医生不这样处理,就是在自找麻烦(图 5.4)。

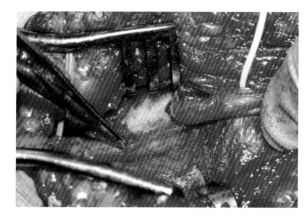

图 5.4　一名 7 岁的肱骨远端骨折儿童,经克氏针闭合复位后出现持续性疼痛性正中神经麻痹,11个月后手术显示正中神经嵌在骨骼中。

## 5.2　手术治疗的一般原则

### 5.2.1　控制出血

　　腋动脉、肱动脉和股动脉刺伤后出血的患者通过压迫紧急控制出血。在拿破仑战争的战场上,通过在第一肋用力按压锁骨下动脉,以及在腹股沟处按压股动脉来离断肩关节和髋关节[12]。手术意外损伤动脉时应该牢牢按压出血点,不要匆忙而盲目地钳夹血管。可以采用局部压迫法控制出血后,向上或者向下延长切口显露动脉,以便能正确地使用血管吊索和血管夹。

　　止血带具有潜在的危险性,植入动脉假体是使用止血带的绝对禁忌证,因为当松开止血带后,假体无法像正常动脉一样具有充分扩张的弹性,且假体的侧支循环有可能存在缺陷。类风湿关节炎、糖尿病、酒精成瘾或者其他可能引起神经病变的患者使用止血带的时间应该减少,或者避免使用止血带。Klenerman[14]提供了关于止血带使用的重要手册。在老年患者中,使用止血带引起肢体较长时间缺血会加重术后疼痛。止血带使用的持续时间、充气的压力和使用的位置应该记录在操作记录本上,使用和释放的次数应该记录在手术室的记录板和病例中。通过充气的方式可减少止血带引起的缺血时间;在充气之前需抬高肢体并使用驱血带驱血。

## 5.2.2 准备

因为手术耗费较长时间,通过衬垫保护膝关节、肘关节和其他受压点非常重要。在颈部神经的手术中,要特别注意避免空气栓塞,并掌握识别和及时有效处理的方法。一些臂丛严重损伤的病例可能会突然出现脑脊液外漏,此时有必要快速改变患者的位置,以避免出现"圆锥形"髓质。如果需要神经或静脉移植,需准备供区、相应的监测设备、动脉和静脉缝合线,以及血管吊索。特别是在处理肿胀、畸形或瘢痕严重的肢体时,非常容易出现遗漏。损伤部位关节上方和下方都需要做好备皮。

## 5.2.3 预防疼痛

外科医生应该尽可能地预防术后疼痛,盲目地进行神经或者区域性阻滞可能会出现严重的并发症。脊髓梗死是肌间沟和椎间阻滞最严重的并发症;穿刺针造成的神经干撕裂伤会引起顽固性疼痛;神经周围血管的撕裂伤可引起血肿。Henry[13]首次在二战前描述了他在没有止血带和全身麻醉药的情况下进行大腿截肢的方法:"在离断水平区皮瓣或袖口处,以及手术视野内,我们可以清楚地看到使用普鲁卡因(0.5%)阻滞的粗大的坐骨神经干"。然后结扎主要血管,而后"在做手术时,坐骨神经已经被阻滞,直到截肢手术完成。在注射和出现休克冲动之前,需等待至少20min以便普鲁卡因浸润。实际上,一点儿时间就足够了。"外科医生可以且应该采取措施避免患者术后出现疼痛。可使用0.25%的左丁哌卡因混合1:200 000的肾上腺素对切口线和两侧皮肤进行局部麻醉,这种方法安全又简便。最大剂量可达体重的2mg/kg。在行肩关节手术时,可以采取简单的浸润麻醉肩胛上神经周围组织和向关节腔内注射局部麻醉药。如果因足部畸形和疼痛进行下肢截肢手术,可在显露坐骨神经之前,对大腿中部皮肤进行环形阻滞。通过硬膜外导管进行局部麻醉,注意硬膜外导管的尖端靠近神经才能阻滞,然后继续截肢。术后输液维持48h。其他神经浸润麻醉后再切开。

## 5.2.4 仪器和设备

周围神经损伤大部分的手术都是全身麻醉。当使用神经刺激器/记录仪,正在使用肌松剂的麻醉医生要准备停用或拮抗肌松剂。

特殊需要的一些设备包括双极电凝、刺激和记录仪及放大设备。

神经电生理检查。神经电刺激和神经传导的记录用于:①确定神经;②确定神经干内或神经断端内独立神经束作用;③显示病变区域的传导;④记录中枢神经和周围神经系统之间的连续性。对于简单刺激和观察运动神经的反应,只需要最简单的单极或者双极刺激器即可;而对于来自肌肉和神经的刺激和记录,则需要更加复杂的仪器,如 Medelec 协同监视系统(Vaisys Health care,Madison,美国威斯康星州)(图 5.5),由丹麦巴勒鲁普的 Ambu 公司生产的电极。在测量经过病灶中的传导速度时,手持双极刺激电极分别置于病灶的两端, 接地电极置于邻近区域。需要测量电极之间,以及每个电极与病灶之间的距离(图 5.6)。

为了记录躯体感觉诱发电位(SSEP),参考电极置于前额,接地电极在颞部,记录电极位于第二、三颈椎之间的皮肤上。用研磨膏或者酒精擦拭皮肤以降低电阻并平衡参考电极与记录电极之间的阻抗, 使其小于 $2.0k\Omega$。手持式的刺激器可以用于记录正中神经和尺神经的信号,并与正常侧做对比。无菌的手持式双极刺激仪直接刺激神经,在刺激速率为 3~5 脉冲/秒、每个脉冲持续 2ms、强度 150~300V 的情况下记录躯体感觉诱发电位,信号扫描频率为 50~200,手持式双极刺激仪的频率是 3~5 脉冲/秒。

示踪信号的质量可能受到以下不利影响:①手术室电气设备环境的噪声干扰;②神经被致密纤维化的组织包裹;③伤口太干或者太湿;④血肿压迫神经导致缺氧性传导阻滞; ⑤躯体感觉诱发电位一般不受大多数麻醉药影响,但是肌松药能阻断神经肌肉接头的传导(图 5.7)。

放大器:在手术显微镜常规用于骨科和整形外科手术之前,已在眼科和耳鼻喉科使用了数十年。显微外科学似乎变得神秘,这并不完全合理。显微外科的基本要素仅是基本外科技术的应用,通过临床实践获得,我们使用手术放大镜或者手术显微镜作为放大设备。手术显微镜是 OPMI

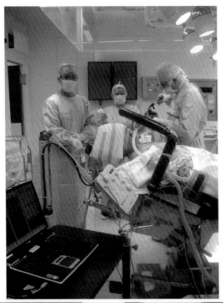

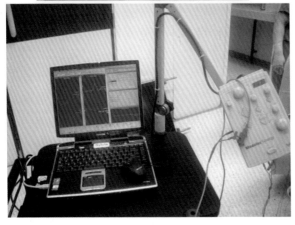

图 5.5　记录感觉诱发电位的装置。

6SD FC 和 OPMI 6(均为 Carl Zeiss,上科亨):工作站为通用的 S3B 型(Carl Zeiss,上科亨)。

　　设备。乔氏甲状腺牵开器非常适合颈部的皮瓣手术。小的 S 形拉钩在颈部非常有用,一套具有延伸性的牵引器很有必要,避免使用传统的齿轮式自动牵开器, 因为对血管和神经有危险。需要三种尺寸的血管钳,

皇家国立骨科医院(NHS)

临床神经生理学系
周围神经探查

患者:
病例号:
性别:
出生日期:
年龄(年月):
病区:
手术医生:Birch 教授
技术员:Karen Holmes/Catherin Jones
备注:右侧臂丛探查。2006 年 12 月在家中摔倒。右侧肩关节脱位,感觉改变,肌力下降。
医生仅要求患区牵引治疗

术中

| 神经/位置 | 潜伏期(ms) | 波幅(μV) |
|---|---|---|
| 1.肌皮神经束,外侧束(存在反应),距离 5cm(远端,近端) | 0.75 | 16.5 |
| 2.重复(存在反应),距离 5cm | 1.05 | 9.3 |
| 3.桡神经-后束(无反应),距离 5cm | | |
| 4.腋神经,后束(存在反应),距离 4cm | 1.05 | 4.0 |
| 5.正中神经(存在反应),距离 3cm | 0.75 | 13.9 |

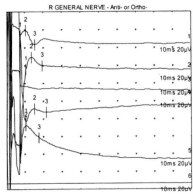

Recorded on "Sylvia"

图 5.6　78 岁女性患者,严重疼痛、肌肉瘫痪合并盂肱关节闭合性脱位。3 个月后显露神经,未见断裂。混合神经动作电位(CNAP)和躯体感觉诱发电位(SSEP)可以记录横断伤的正中神经、尺神经和肌皮神经,但桡神经未有任何反应。桡神经仅见肱三头肌有所恢复,后续将屈肌群转位重建伸肌群。其他神经也有所恢复,疼痛早期可以得到缓解。

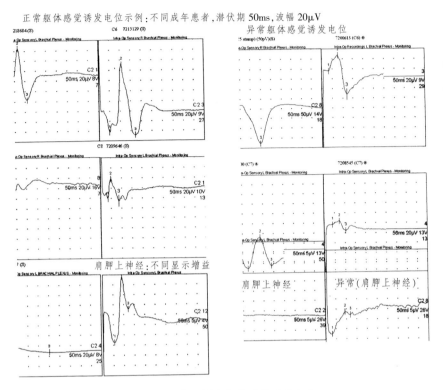

图 5.7　正常和异常躯体感觉诱发电位。

Satinsky 钳在端侧吻合中十分有用,DeBakey 剪刀和镊子常用于动脉和神经手术中,缝线包括:6/0、8/0 尼龙线和 6mm 或 8mm 的血管缝针,以及可以用合适持针器夹住的 8/0、9/0、10/0 和 11/0 缝线。

　　Howarth 牙挺、Lempert 骨挫非常适合骨骼手术。需要一系列脊柱扩孔钳、成角的截骨片和咬骨钳。纤维蛋白凝块的"胶水"[28]在市面上可以买到[Tisseel(TM)Immuno Ltd,Arctic House,Rye Lane,Dunton Green,Sevenoaks,TN14 5HB]。抑肽酶要用无菌水稀释,否则有诱导肝纤维化的风险,原液主要用于止血。操作时针尖应该远离已经缝合区,避免再次撕拉断裂,施加的力量要轻稳,使其能在修复处形成液膜并将损伤的神经封起来,纤维蛋白凝胶包裹神经周围起到包膜的作用,但是不能对抗任何张力。

## 5.2.5 切口:组织的处理

在条件允许的情况下,切口长度应该足够,没有必要做小切口。首先显露靠近伤口或病灶的重要神经和大血管,然后再显露远离伤口或病灶的神经和血管,通过上下分离显露损伤的病灶,所有的操作要轻柔。伤口无感染的愈合和神经损伤的恢复均取决于软组织的状态及其持续的活性。的确,与抗生素的应用及管理相比,避免感染可能与操作轻柔和准确止血有更大的关系。设计出的切口线应做好标记或划出交叉线来。看似微不足道的皮神经损伤可能会带来持久的麻烦;对于外科医生来说,促进周围神经损伤愈合的同时,损伤了另一组神经,是不恰当的(图 5.8 和图 5.9)。在颈部,皮瓣应该包括颈阔肌皮瓣,而在其他部位,应该被削减成全厚皮片。皮瓣应该用精细皮肤钩固定,如果手术时间较长,皮瓣应该缝回到周围的皮肤。皮瓣的剥离应该使用手术刀或者锋利的钝头剪刀,虽然在分离和显露组织时,肢体可以使用充气止血带,但是在行修复或关闭伤口的手术时,止血带需松开。当去除止血带后,应通过电凝、结扎和止血海绵确保充分止血,截骨面应该涂上骨蜡或者类似物。

当皮瓣被取出后,应该尽可能保证术区无血,但是需要经常浇灌术区以保持湿润,即使是屏蔽良好的手术灯也能产生足够的热量,加速组织干燥。当需要离断肌肉时,两端应该用线标记或进行必要的标示,以便完成手术后肌肉能被准确地重新缝合起来。处理神经时要十分小心,用非常精细的皮钩牵拉神经外膜或者塑料吊索,不同颜色的吊索可以为手术提供方便,更重要的是能使外科医生识别所要牵拉的神经,神经牵拉距离不要过大,以免损伤血供。

在未确认是否存在出血点之前,不能关闭切口;即使止血良好,大多数伤口也应该放置负压引流。然而,引流管不要太靠近神经损伤修复点,以免抽吸或者拔管时损伤神经吻合口。分层的肌肉应该准确牢固修复,颈阔肌应该仔细间断缝合关闭。

虽然仔细地处理伤口组织后发生感染很罕见,但是伤口暴露时间较长,建议预防性使用抗生素。如果局部有缺血表现或合并相关的骨折,更

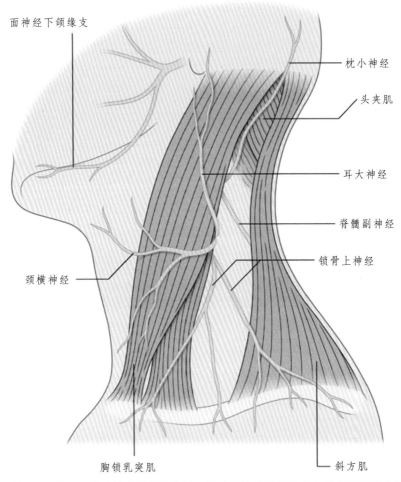

面神经下颌缘支

枕小神经

头夹肌

耳大神经

脊髓副神经

锁骨上神经

颈横神经

胸锁乳突肌

斜方肌

图 5.8 颈部一些比较重要的浅神经。图示面神经下颌缘支在下颌骨下缘的某点发出，面神经颈支未显示。

需要常规使用抗生素。

## 5.2.6 手术记录

手术记录应该仔细，最好采用标准手术记录形式，并且可以用图表和照片来补充。病变的情况、病变切除后神经残端的状态及间隙大小都应该

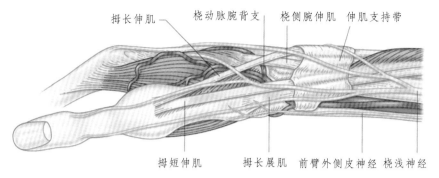

图 5.9　手的桡侧，注意桡神经的终末支和前臂外侧皮神经。

记录。手术记录应该在手术完成后尽快由手术医师完成，一份保留在病历中，一份交给患者的家庭医生，一份交给临床医生，且最终的病历需保存在手术记录档案内(图 5.10)。

## 5.3　修复方法

神经修复术和血管修复术之间有很大的相似性。在动脉损伤中，最基本的原则是尽快探查伤口近端和远端处的血管并进行修复，虽然神经无

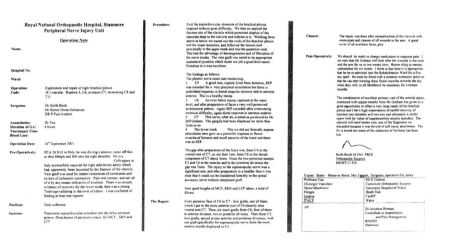

图 5.10　手术记录示例。

须紧急修复,但探查神经需暴露病变水平以上及以下的健康组织。损伤的血管和神经必须切除,相连接的血管或神经组织应该是正常的,否则修复会失败。修复时张力过大,修复必然失败。应切除外面的结缔组织膜,显露血管中层或神经外膜(图 5.11)。

## 5.3.1　修复血管

关于动脉和静脉联合性损伤,Barros d'Sa[2]称:"无论如何都应该避免结扎静脉。静脉侧侧吻合的效果要优于动脉。至少要保证一条主要血管的口径足够大,避免外周静脉阻力和压力过高,否则会引起肢体动脉血供不足及动脉损伤处血栓,出现灾难性后果。在动脉和静脉联合性损伤中,应该先修复静脉。"

在确保损伤血管的近端和远端安全后, 相应的骨折及脱位应该尽快

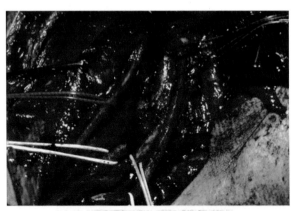

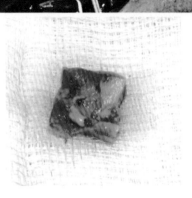

图 5.11　68 岁男性患者,骨折/脱位引起腋动脉破裂, 粥样硬化的内膜破裂,切除病灶露出健康的内膜后采用倒置的静脉移植物修复。

纠正。在修复腋动脉或者肱动脉前,从近端置入 Rush 钉可以保证充分的稳固性。新鲜的血管刺伤有时候可以直接缝合,假性动脉瘤静脉补片修补比单纯侧向缝合要好。间断缝合优于连续缝合,降低缝合处管腔狭窄的风险、便于缝合不同直径血管,并且有利于进行端-侧缝合。

除了在损伤后 3h 内成功缝合的简单伤口,其余所有患者都需要分离腋鞘、肱动脉鞘和前臂深筋膜。如果没有伤及肘部或前臂远端,前臂皮下筋膜室必须切开。经肱二头肌肌腱内侧做平行于肌腱的小切口来显露前臂深筋膜,牵拉皮肤、钝性分离深筋膜,深筋膜做切口后用同样的方法使用钝头剪刀安全剪开深筋膜。在损伤更严重的患者中,筋膜切开术还应该包括皮肤;通常在 48h 行一期延迟闭合。筋膜切开术的适应证在下肢更为严格。在火器伤中,小腿 4 个筋膜室的减压非常重要,在闭合性损伤合并胫骨骨折或者肌肉深部挫伤时要遵循此原则。可以做两个切口,外侧切口在腓骨上方,可以显露包绕前筋膜室和外侧筋膜室的深筋膜;内侧切口起于内踝与跟腱的中点,然后向上延伸到小腿上部。确定并打开深部屈肌筋膜室表面的筋膜非常重要。

修复动脉和静脉。近端和远端的血管均注入含肝素的生理盐水,但是不采取全身抗凝,近端和远端的血管残端用塑料血管吊索及合适的血管夹牢牢固定,助手能熟练控制血管夹并将它调整到合适的位置。在确认远端动脉有回血后,切除动脉外膜,用 5/0 或 6/0 的尼龙线间断缝合锁骨下动脉、腋动脉、股动脉或腘动脉,7/0 或 8/0 的尼龙线缝合肱动脉、桡动脉、尺动脉和胫动脉,前两针做前后间隔 180° 的二定点缝合,通常先缝合后壁会容易一些,缝线穿过血管中层和内膜,缝针间距约 3/4mm。

静脉倒置移植。移植物来源于健康未损伤的肢体,大隐静脉最适用于修复大动脉。将修剪好的动脉残端轻轻牵拉靠近,测量残端之间的距离,然后准备用静脉移植物来修补缺损。处理静脉时动作一定要轻,静脉小分支不能用电凝,结扎近端血管并且留一条长长的缝线,表示此端应该在修复动脉时位于远端。将柔性套管装在注射器上,插入静脉的远端并打结固定,这段静脉充满肝素生理盐水,这样可以减少血管痉挛。端-侧吻合主要用于血管管径不成比例时(图5.12),缝线处渗血时最好按压数分钟后再继续缝合。修复后的血管应该尽可能减少暴露时间,并且保持湿润。神经移植也应该尽快进行,可以在修复动脉的同时进行神经的修复。纤维蛋白凝胶非常有用,因为它能节省很多时间。

## 5.3.2　神经手术

神经松解术。关于"神经松解"价值的大量争议,是源于术语定义的不准确[3]。

神经外松解术是指通过解剖神经外膜以外的组织, 解除引起神经卡压或扭曲的因素,当瘢痕组织造成神经粘连、压迫而神经结构完整时,应采用此手术方法。此类患者常见的症状是疼痛(神经卡压性疼痛),经神经外松解去除压迫后,通常疼痛减轻和功能改善。

神经修复或截肢后的神经外松解。在修复后的神经中,神经外松解术通常没有效果。修复后的神经再次进行修复, 通常是因为修复未取得进展、持续性疼痛及 Tinel 征阴性(图 5.13)。通常情况下,在腕部成功缝合正

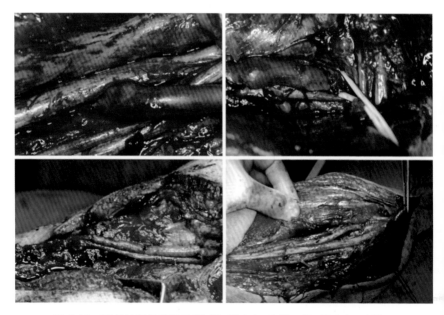

图 5.12　腋部的倒置静脉移植:端-侧吻合(上图),端-端吻合(下图)。

中神经或尺神经后,神经功能的恢复通常会受到疼痛的影响,因为神经与周围的屈肌腱发生粘连,活动手指时疼痛加重,手指屈伸时可以看见神经瘤上下移动,通常切开粘连可成功地释放神经,但是必须使肌腱的滑膜恢复正常。与截肢残端处的瘢痕相粘连的神经纤维瘤通常极其疼痛,从瘢痕处释放神经时也需要再次切断神经,使神经残端位于正常组织中,这样通常能缓解疼痛。

神经外膜切开术。单纯地沿神经切开神经外膜,因为很可能在神经附近局限的位置注入一种有毒物质,侵害神经或在神经局部产生压力,导致局部增厚和神经外膜纤维化。不幸的是,纤维化不会局限于束周神经外膜;束间神经外膜也有可能纤维化。放射性神经损伤中,神经外膜切开术的位置不明确,目前来看,如果操作仔细,都是没有危害的。

神经内松解术或束间神经松解术,是指切开神经外膜显露神经束,分离神经束或者切除神经束之间的瘢痕组织。此松解术在以下 3 类重要的手术中非常必要:①从部分损伤的神经中分离出无损伤的神经束;②从神经中分离运动神经束用于移植;③切除良性浸润性肿瘤时分离完整的神经束。

连续性牵拉损伤通常在手术探查时可以发现,若不仔细查看将很难发现。严重闭合性牵拉伤后神经裸露,并且神经被拉长 1/3 以上,通常见于腋窝和膝部。神经外膜血管撕裂,但是神经束膜和个别神经束保持完

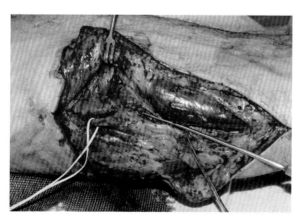

图 5.13　神经松解术无效。尺神经一期缝合后功能恢复较差,8 个月后再次行手术探查,检测到混合神经动作电位并行神经松解术,术后无恢复。

整。损伤的神经超过 25cm，无法切除并修复如此长的病变，通常 1/3~1/2
的患者可以自行有效恢复。损伤的神经似乎可以当作不完美的神经移植
物，因为神经束膜完整并且至少部分施万细胞存活。

## 5.3.3　活检

　　神经活检需要切取部分神经传导组织，必须切取神经外膜及至少一
个神经束，以便检查到神经束膜及其包裹的神经纤维。活检有时可能涉及
整条神经。神经活检并非没有价值，也并非没有风险，神经活检绝不能作
为常规检查。

　　病例：52 岁女性，慢性炎症性周围神经病变，患者疼痛逐渐增加、坐
骨神经病变加重，考虑浆细胞瘤的可能性较大。切取一个神经束进行活
检。第二天患者出现完全性无痛性坐骨神经麻痹，行超声检查和手术探查
排除血肿，活检排除了浆细胞瘤，切除一段坐骨神经看似相对无害，但其
会引起整条神经广泛性缺血性损伤。

　　上例是诊断神经肿瘤性病变时犯的最大的错误。

　　病例：43 岁女性，间歇性腹痛 3 年，腹部可以触及包块。MRI 显示腹
膜后巨大肿瘤，范围为 L1 椎体至骶骨水平。经穿刺活检诊断为软组织肉
瘤后切除肿瘤，并且切除了腰骶丛 L4、L5 和 S1 神经的一个节段。术后行
化疗、放疗并且出现大面积肺动脉栓塞。再次复查组织学检查：诊断修正
为良性神经鞘瘤。患者目前髋关节伸肌和外展肌肌力严重减弱，踝关节和
足部背屈肌麻痹，股四头肌和其他下肢肌肉肌力减弱，患者能用拐杖行走
50 码(45.72m)。

　　Knight 等人[17]描述了 53 例单发神经鞘瘤患者活检后的并发症，大多
采取穿刺活检。

　　● 8 例活检组织不能用于组织诊断。

　　● 10 例活检组织包含部分正常神经。

　　● 2 例双芯针穿刺活检误诊为软组织肉瘤；。

　　● 大多数患者在活检时出现显著或严重的疼痛，22 例患者出现明显
功能丧失。

●活检引起的纤维化扭曲神经组织层，大大增加了随后良性肿瘤摘除的难度。

对于治疗这些疾病的外科医生而言，观察一期手术切除病灶的离断面是很重要的(图 5.14)，通常标本中包含神经干的横截面。当明确神经肿瘤是良性时，不能进行活检。当 MRI 和超声扫描支持临床征象时，几乎能准确诊断所有的神经鞘瘤和神经内神经节。

恶性周围神经鞘瘤(MPNST)被误诊为良性病变可能是致命的，因为在获得最终正确诊断前的几个月内，肿瘤可以从神经向周围软组织播散，或者不断蔓延(图 5.15)。目前已出现 10 例这样的患者，其中 5 例因为拖延而失去了完全切除病灶的机会。对诊断有疑问，尤其是怀疑原始神经外胚层肿瘤、神经上皮瘤或者骨外尤文肉瘤时，活检是必需的，最好是在切除肿瘤的医院进行活检。当肿瘤分泌儿茶酚胺时，应考虑到肾上腺和肾上

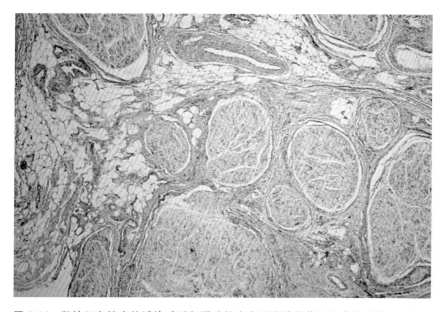

图 5.14 股神经良性病灶活检后引起严重的疼痛及膝关节伸肌的完全麻痹。10 个月来未见恢复，第一位接诊的外科医生也未检查标本。组织学结果显示重要神经的神经束。

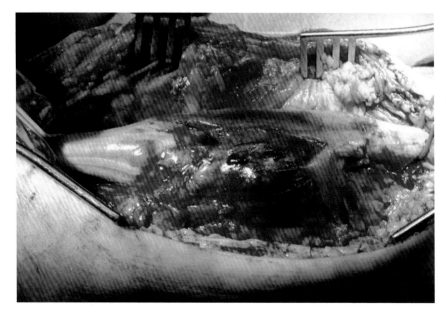

**图 5.15**　87 岁女性患者大腿肿块切开活检。患者经历了强烈的疼痛并且迅速发展为神经缺损症状。1 个月后再次探查发现,肿瘤已经突破外膜,穿透大腿肌肉达到了皮肤。

腺外来源的腹膜后病变。

　　外科医生有责任决定是否进行活检和活检的方式。外科医生应该和一位有经验的病理科医生共同检查活检组织。外科医生并非总是正确的,放射科医生和病理科医生也是如此。一位外科医生碰到了神经内意想不到的肿瘤,不太像良性的神经鞘瘤,可以暂不处理神经,将伤口关闭后,将患者转诊到感兴趣的医生不会造成伤害。我们强调在切除恶性周围神经鞘瘤时做组织冰冻切片活检,因为可以证明切除范围是否足够。

## 5.4　神经修复

　　● 神经修复的目的是无张力地准确接合正常传导组织。实际上就是神经束的准确接合(图 5.16)。

　　● 在骨骼损伤被固定、血管被修复,以及肌肉、肌腱、关节囊和滑膜被

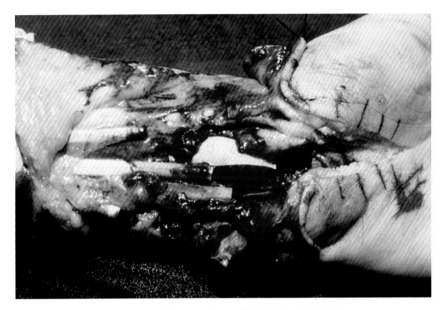

图 5.16　清洁伤口。适合一期修复所有离断组织。

牵拉在一起恢复滑动平面之后,再修复神经。

●需覆盖正常的全厚皮肤(图 5.17)。

外科医生开始修复后,逐渐切除、修剪神经末端,直至在横断面可以看到发出的正常神经束(图 5.18)。紧急修复时神经切除较少,清洁伤口中神经切除不超过 1~2mm。对于闭合性牵拉断裂伤或者污染的伤口,在紧急修复时正确地判断神经断裂的水平比较容易,其损伤点远端的神经仍然具有传导性。脊神经断裂时,刺激器从损伤点逐渐向正常组织移动,直到可以检测到躯体感觉诱发电位(近侧残端),或者看到肌肉收缩(远侧残端)。通常是可以看到正常的神经组织的。在牵拉性断裂伤中,切除的组织通常为 5~10mm,晚期修复需要切除更多的组织。当合并感染时,近侧和远侧残端 4cm 会不可避免发生纤维化,进行神经触诊检查软的健康组织与硬的瘢痕组织之间的区别。

然后通过端-端缝合,把两端联合起来。修剪后只要神经缺损较小,几乎不需要移动神经便能在无张力、周围关节无须过度屈曲的情况下进行

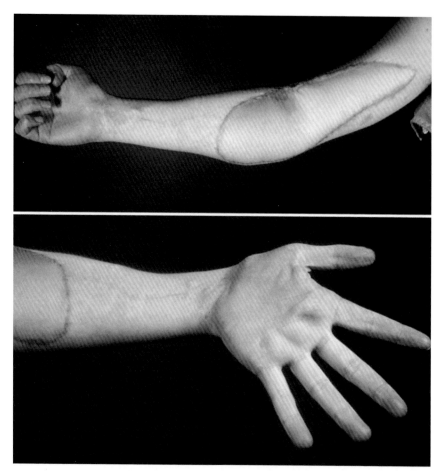

图 5.17　28 岁女性患者,肘部枪伤损伤桡动脉、正中神经及其表面的皮肤。患者修复了血管、神经等结构并且采用背阔肌肌皮瓣修复皮肤缺损。

缝合。可通过简单测试判断腕部或者前臂处神经直接缝合的可行性,使用7.0 的尼龙线缝合神经外膜,腕关节屈曲不超过 30°。如果缝线牵拉神经残端,但是没有撕裂神经外膜,也没有引起外膜血管变白,则可以直接缝合;如果不可行,则需要采取神经移植来修复。在很多情况下,采用移植物修复优于强行直接缝合;最好将残端切除到暴露正常的神经束,并形成较大的间隙,以便于直接缝合,而非仅切除一小部分。我们遵循以下原则为

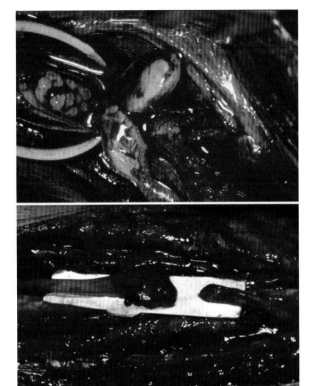

图 5.18　桡神经牵拉性损伤的患者,神经修剪切除后良好的神经残端。下图示断裂的神经;上图示修剪双侧残端直至清楚地看见相隔的神经束。

指导:

● 锁骨上臂丛神经或者副神经不能行端-端吻合。

● 坐骨神经完全损伤时不能采用移植物来修复,应该通过屈膝、伸髋来直接缝合神经,并且后期维持适当的时间。

● 尺神经或者桡神经前移位不能超过 3.0cm。

● 前臂正中神经无缺损时可直接行端-端吻合。

理想情况下,最好是神经束对神经束,感觉纤维对感觉纤维,运动纤维对运动纤维。当缺损长度较大时,由于神经结构随走行不断变化,达到上述要求较为困难,在显微镜或者放大镜下很容易将神经束与神经束进行桥接。当神经损伤后不久就进行手术,很容易确定远侧残端运动纤维束的位置并进行电生理定位。

## 5.4.1　缝合方法

Orgell[21]描述了一种改良的神经束膜缝合方法,即"组束膜缝合",他认为既然神经外膜和神经束膜缝合的结果差异不大,神经外膜缝合是"大多数神经急性损伤所选用的技术"。他指出,外膜缝合比束膜缝合更容易、更快、对神经内部结构操作更少。Spinner[25]认为,束膜缝合在远端正中神经和尺神经修复中有效,他强调缝合失败最重要的原因是"损伤的神经切除不充分,露出的正常神经组织未恢复"。

在急诊或者急救手术中,外科医生应该用 6/0 或者 7/0 的缝线行清洁外膜缝合,或者在情况允许时行神经移植。在神经严重损伤或者术中不经意造成神经离断伤的病例中,此方法取得了令人满意的效果。

通过神经外膜血管定位,以及制作神经断面大小和神经束位置的草图来辅助神经的精准匹配。

对于大多数主要的神经而言,首选神经束膜缝合与神经外膜缝合相结合的方法,但是坐骨神经缝合除外。在神经离断早期,神经束位于神经外膜内,外膜缝合增加了神经束错位的概率。避免解剖神经内部,因为必然会引起纤维化。缝针穿过致密的内层神经外膜和神经束膜,将较大的神经束准确接合起来,缝合神经外膜后完成修复(图 5.19)。在延迟修复中,神经外膜内的纤维化使神经束固定,以至于神经束无法在神经外膜内转动。这种情况下,单纯神经外膜缝合已经足够。远侧残端的萎缩,以及近侧和远侧残端的纤维化程度增加了修复的难度(图 5.20)。

在一期和二期缝合中,推开神经残端上的晕轮状外膜组织,显露真正的神经外膜。缝合神经束膜时,将大小和位置相匹配的神经束用 9/0 或者 10/0 的尼龙线缝合。当"主要的"神经束缝合后,用 8/0 或者 9/0 的尼龙线缝合神经束膜和神经外膜完成缝合。神经可以在浸泡生理盐水的口腔拭子上旋转,首先从一侧旋转,然后从另一侧旋转,使整条神经都能有较好的缝合角度。修复成人腕部水平的正中神经时需要缝合 18~25 针。在缝合神经外膜时,尽可能保证近远端神经束位置相匹配,然后在两侧分别用 8/0 的尼龙线缝一针,并且保留较长的缝线末端;前段缝用 8/0 或者 9/0 的

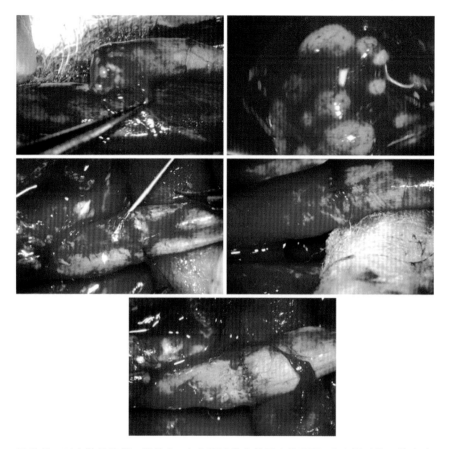

图 5.19　正中神经腕部一期缝合。右上图示检查神经束的情况。左上图示第一针穿过大神经束的束膜,然后束膜外缝合。中图示神经在拭子上转动,以便缝合神经后部。下图示完成修复后的神经。

尼龙线,然后通过牵拉控制双侧缝线来旋转神经,使后部神经外膜便于缝合。如果使用纤维蛋白凝胶的话,需要减少缝针的数量,在缝合完成后涂上纤维蛋白凝胶。坐骨神经缝合时使用较粗的缝线(6/0 或 7/0)。

## 5.4.2　移植

　　临床医生需要时刻牢记神经移植物的血供来源于其周围的软组织床。"由于需要进行神经移植治疗的神经损伤范围通常较大,需要以正常

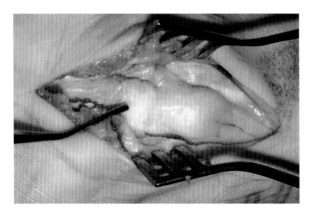

**图 5.20** 正中神经横断伤后 3 个月,失去了一期修复的机会。

健康组织替换瘢痕组织的可能性也就随之升高。由于神经移植物位于健康的、血供良好的软组织上很重要,没有什么比全厚皮瓣或者管状带蒂皮瓣更好的了"[24]。不要将神经移植物置于有瘢痕的肌肉或者分层移植皮片下方。

　　传统移植的局限性如下:

　　●只有数量有限的皮神经可以使用。完全性臂丛神经损伤的成年患者,使用双侧腓肠神经及患侧肢体的皮神经作为移植物,可以取出 180cm 的感觉神经。

　　●二次创伤也许会很严重。前臂外侧皮神经和桡浅神经支配拇指、鱼际隆起及手掌的皮肤,只有当它们的上级神经主干遭受到不可恢复的损伤时方可取用。锁骨上神经支配锁骨上方、肩膀及胸部上方的皮肤。腓肠神经支配足跟,不能用于修复同侧胫神经低位损伤。在切取感觉皮神经终末支后最常见的并发症是疼痛,建议在偏近端的深筋膜深处切取供体神经。

　　●皮神经的结构与神经主干的相似性很低。第 5 颈神经含有 4~8 个神经束。最粗大的皮神经可能包含 8~20 个神经束。

　　●主干神经近端节段与皮神经的神经传导组织体积及神经纤维口径不成比例。有髓神经纤维(MNF)在 L5 神经前根横截面中占 46%~70%,而后根占 35.8%~50.1%,腓肠神经近端下降到 23.8%~34.5%。L5 前根中有髓神经纤维的平均直径是 $12\mu m$，胫神经约为 $5\mu m$，腓肠神经只有不到 $4\mu m$[9]。更糟糕的是，当再生的轴突穿过移植物到达远端神经主干时，尤其是在延迟修复或者未修复的患者中，施万细胞管被致密的胶原组织包裹。

● 施万细胞对运动神经或感觉神经均具有特异性，给利用皮神经修复主要神经蒙上了一层阴影。"运动"神经移植物能更好地促进运动神经再生；而皮神经移植物能更好地促进感觉神经再生[11]。

只要有可能的话，使用损伤肢体的皮神经，前臂内侧皮神经最合适。外侧腓肠神经不能用于修复同侧胫神经低位损伤，因为减少了足跟皮肤的神经支配。这些患者取一条前臂内侧皮神经更为合适。

只有当显露了损伤神经、确定了损伤程度并测量了神经残端修剪后的缺损距离后，才能取供体神经。此时外科医生应暂停并思考数分钟，对手术进行正确的规划，在需要修复多根主要神经时尤其重要。描绘出近侧和远侧残端内神经束的形态，测量修剪好的残端之间缺损的长度，然后计算每条神经所需要移植的神经数，以及移植体神经获取的位置及其长度，通常比缺损距离长约 15%。

获取和准备移植物：前臂内侧皮神经通过直切口获取，在手臂中部可以看见一条向前的分支，神经向下分为两支，跨过肱静脉。桡浅神经通过不同的切口来获取，确定此神经的方法是其位于肱桡肌深面，并在腕部分为多个终末支。桡神经位于肱桡肌和肱肌之间，可以通过轻微的牵拉来确认浅支，浅支从肘关节处的切口取出，具有能剥离大部分外膜的优点，成年患者可以取出约 30cm 的桡浅神经。前臂外侧皮神经位于肱二头肌肌腱的外侧，可在手臂下部肱二头肌和肱肌之间显示出来，可提供约 15cm 的神经移植物。骨间后神经 4cm 的终末支可用于修复掌指神经缺损（图 5.21）。

在成人臂丛损伤及多个重要神经损伤时几乎都要使用腓肠神经。修复坐骨神经及其离断伤时取俯卧位，其他情况均取仰卧位。下肢由固定的辅助物抬高，或者脚搁在桌子上屈膝约 70°。在小腿后部做较长的正中切口以显露腓肠神经，然后在小腿远端 1/3 向外侧延长切口，到达外踝后缘与跟腱侧缘之间中点。切口可以向上延伸至腘窝，形成"Z"字形切口，可取

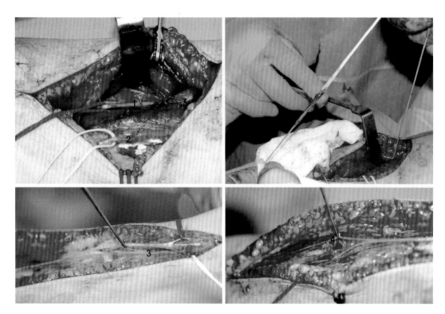

图 5.21 神经移植物。左上图示肘部的桡浅神经(1)和前臂外侧皮神经(2)。右上图示桡神经远端腕部的分支切断后,被牵拉到此处伤口。下图示腓肠神经交通支的变异。腓肠神经最好通过长的切口来获取。左下图示腓肠神经在踝关节上方小隐静脉(3)附近分成多个终末支。右下图示腓总神经在小腿上部的交通支(4)。

出 50cm 的神经用于移植。

　　处理取出的神经时动作要轻柔,取出后将其放置在生理盐水浸泡的拭子上,并用新的刀片或者血管剪将其剪切到合适的长度。通过修剪神经残端使神经束突出,保证移植物周围是健康无瘢痕的软组织。通常用纤维蛋白凝胶固定移植物,但是也能用 9/0 的尼龙线横向缝合两针,将移植物固定在软组织床上。通过缝合将神经纤维束与移植物连接起来。由于移植物与损伤神经的神经束的尺寸基本相似,神经修复缝合相当于将移植物的神经外膜与损伤神经的神经束膜连接起来(图 5.22)。

　　缝合移植物时,先缝合近侧的神经残端,尽可能地保证神经束对神经束,移植物的远端在缝合之前放置于底面的软组织床上。一旦双侧均缝合后,仔细检查移植物和缝合线非常重要,确保在一端缝合时另外一端未受到破坏。

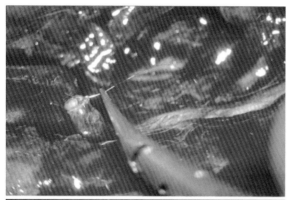

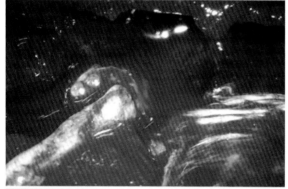

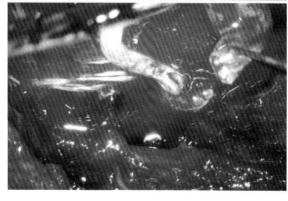

图 5.22 在神经移植手术中,将神经移植物的神经外膜与残端的神经束膜连接起来。

- 最好当病灶完全清除露出完整的神经束后再进行神经移植。
- 神经修复必须以健康的软组织隔开骨骼、肌腱或者撕裂的肌肉。
- 通过闭合健康的滑膜、肌肉或者脂肪来固定移植物。颈后三角区的脂肪垫非常有用,应小心地使其附于神经修复处。

● 有必要重申的是,修复的神经和血管必须覆盖健康的全层皮肤,分层皮片移植会导致严重的纤维化。

带血管蒂的神经移植物。带血管的游离尺神经移植物修复臂丛神经是 Strange[26]和 MacCarty[19]所描述的新颖手术方式的进一步发展。Strange描述的病例在尺神经和正中神经均受到了不可挽救的损伤情况下,以尺神经修复正中神经;MacCarty 在坐骨神经遭受不可修复性损伤时,使用腓总神经修复胫神经长段缺损。这些技术提供了完全口径的移植物,它不仅带血管蒂,而且经过了预退化,在最严重的损伤中仍然存在价值。以大腿中部或者下部坐骨神经损伤为例,步骤如下:

● 初次手术时,确定近侧和远侧的神经残端,并且测量缺损大小。

● 修剪胫神经和腓总神经的近侧残端并且缝合在一起。

● 追踪腓总神经的近侧节段,在与缝合线相距等同于缺损长度的距离处切断神经,保留神经外膜的血管,带血管蒂的神经移植物制作完成。

● 在第一次切取腓总神经近端节段后的 3 周内,需进行第二次手术,将其翻转后与胫神经断端缝合。有时出血相当多,可以在腓总神经进行胫神经移植时的断面看到。

病例:18 岁女性,车祸致股骨干中部持续性开放性骨折,大腿下部大部分皮肤撕脱且很多肌肉破坏,需行广泛皮肤移植。使用带蒂的神经移植物修复胫神经:从股骨颈处在胫神经分叉处分离腓总神经不是一件难事。共制备了 24cm 长的近端腓总神经。修剪胫神经和腓总神经的近侧残端并缝合,距离缝合线 25cm 处切断腓总神经,4 周后固定腓总神经移植物并且在小腿上部与胫神经远侧残端吻合。患者重新获得了屈曲足跟和脚趾的功能(MRC 4 级肌力)、足底的温度感觉和足底皮肤的精确定位觉,并且没有感觉过度。足底出汗功能恢复。

## 5.4.3　神经移位术的适应证和方法

神经移位术又称为神经桥接或神经交叉,是指将正常神经的神经纤维移位修复损伤神经的远侧残端或者直接传递到靶组织。该方法有多种应用方式。

- 端-侧神经移植是将损伤神经的远侧残端缝合至健康神经的外膜。
- 切取健康的供体神经，然后连接到损伤神经的远侧残端。
- 将未损伤神经的一个或者多个神经束移位到神经上。这项重要的技术取决于供体神经主干内纤维束功能分离和形态结构，以至于能取出尺神经内的一束来修复支配肱二头肌的神经，同时对手部的功能也没有显著影响。此方法具有广泛的应用性。
- 将一条离断神经的近侧残端移位到另一条神经的远侧残端。
- 肌肉的神经再生。有时神经从肌肉上撕脱,最容易发生的是肌皮神经和腋神经。将正常的近侧残端直接移位到靶肌肉的技术已经在实验室和临床研究中得到了相当大的认可[3]。
- 当健康神经或者健康神经的一部分连接另一条大小大致相同、与靶肌肉相连的神经,并且在没有其他神经移位干预时,恢复效果最好。要求不能太高,"一条小溪不能维持尼罗河"。Addas 和 Midha[1]在这一领域提出了有价值的评论，他们认为,"神经移位容易造成外科医生不进行神经损伤探查,如面对臂丛神经损伤时,即使在条件完全适合的情况下,外科医生也不会尝试神经解剖重建……随着神经移植术的广泛应用，年轻的周围神经外科医生不太可能显露臂丛，他们将对臂丛的详细解剖及神经损伤的术中电生理评估越来越不熟悉。"

以上是重要的注意事项，还包括以下两项：

- 供体神经的有髓神经纤维数量远远少于主干。颈后三角基底部脊髓副神经内的有髓神经纤维约为 1500 条，而组成臂丛最小的脊神经 C5 的有髓神经纤维最少,为 25 000 条。
- 造成的缺陷不能太严重。不能使用具有重要功能的神经来修复非重要神经。出生时膈神经麻痹是致命的,婴儿时期舌下神经移植导致较高的发病率和语言功能障碍。有些成年患者发生膈神经合并臂丛神经损伤后,出现了严重的通气功能障碍。一例成年患者双侧舌下神经均用于移植修复其他损伤,术后 6 个月患者出现了非常严重的语言及吞咽功能障碍。

肋间神经:患者取半坐位并准备术区,包括身体侧前部和中线到髂嵴之间胸壁,在胸大肌的褶皱下方做"Z"字形切口并延伸到腋窝,显露前锯肌,找到前锯肌的神经血管蒂并加以保护。

找到肋间神经外侧穿支,切断前锯肌附着在肋骨的 4 个指状突起,并在肋骨上留下足够的肌肉以确保术后缝合。将肌肉反折,打开肌肉与肋骨之间的平面。追踪肋间神经皮支,找到其从肋间外肌穿出的窄孔,从肋骨上方切断肋间外肌直到后角。

在肋骨上部通过分离中部的肋间肌找到肋间神经的深支,在上一肋骨的深面用膈钩小心牵拉,显露肋间神经深支,并且向前分离。用 Gelpi 膝拉钩扩大肋间隙,向近端追踪至肋间神经深支与皮支的交汇点,神经获取可变得更容易。全程需使用双极电凝(图 5.23)。

通过此方法获取 T3~T6 肋间神经,将这些肋间神经通过肌肉上方的通道置于前锯肌前表面,然后缝合前锯肌。

如果只有 1~2 根肋间神经的深支用于修复支配前锯肌的神经,那么在前锯肌中做适当的横向切口即可,这是所有神经修复中最有效的一种。在患者离开手术室前最好拍摄胸部的 X 线片。

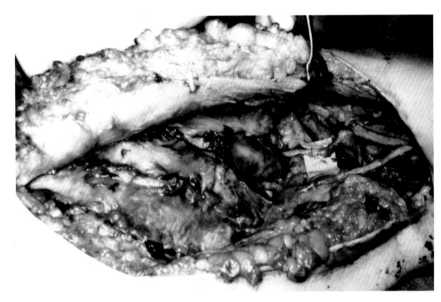

图 5.23　神经移植。左上肋间神经 T2、T3、T4(1)抬高与神经丛外侧束吻合(2)。

脊髓副神经。这是一条强有力的运动神经纤维,应该得到重视。避免损伤斜方肌上 1/3 的神经支配。即使神经分支进入锁骨深面,也不影响功能的发挥。该神经位于锁骨上横切口的外侧,在脂肪垫和斜方肌的深面之间可探查到。该神经向下走行,伴随纵向走行的动脉和静脉。这些会导致麻烦的出血。该神经由锁骨水平以上的颈丛分支发出,术中电刺激可偶尔引起肌肉抽搐。在神经远端分叉处予以切断(图 5.24)。

尺神经肱二头肌移位治疗 C5、C6 神经撕脱通常有效,慎重一些的话,可以用于 C5、C6、C7 甚至 C5、C6、C7、C8 神经撕脱的患者。仔细剥离尺神经内的神经束,沿臂丛神经做切口以显露神经,找到肌皮神经,可以发现支配肱二头肌和肱肌的神经直接起源于正中神经。支配肱二头肌的神经与一条相当大的动脉和静脉伴行,向近端追踪神经,将其与正中神经主干分离,切断神经后使其下降至尺神经处,切开尺神经外膜,显露内部神经束(图 5.25)。使用低强度的神经刺激,外科医生在神经的前外侧可找到支配前臂屈肌的神经束,而不是支配手部肌肉的神经束,切断神经束后与支配肱二头肌的神经进行端-端吻合。此方法的适用范围也得到了极大推广,利用正中神经或者尺神经的神经束重新支配肱三头肌、桡侧腕短伸肌或者游离性功能肌肉移植的神经。临床实践证明,此方法在修复一些脊神经撕脱而另一些仍然健康的臂丛神经损伤时非常有价值,健康神经的一条神经束可以用于支配肩胛上神经或者撕脱的前根(图 5.26 至图 5.28)。

肌肉的神经再生在腋神经和肌皮神经损伤中非常有用,在这些病例中,神经直接从肌肉中撕脱,或者在腋神经损伤时神经的远侧残端被纤维化破坏。以常规的方式准备近侧残端,将两个移植物(通常是前臂内侧皮神经)缝合到近侧残端,然后通过肌鞘的短切口将移植物植入肌肉。移植物走行于皮下,可通过皮肤上的一个小切口进入皮下。移植物可通过大约 10 个入口植入肌肉内,入口由移植物的终末支或远端的分支形成,入口处可用纤维蛋白凝块胶密封(图 5.29)。

## 5.4.4　其他非神经的移植材料:导管

外科医生多年来一直在寻找移植材料的来源,以补充或替代非必要

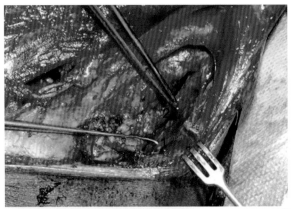

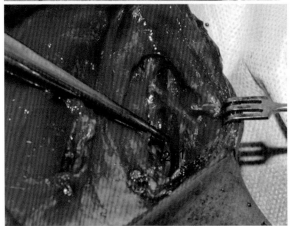

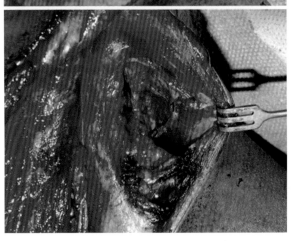

图 5.24 脊髓副神经到肩胛上神经移植。上图从头侧观察:在颈后三角基底部斜方肌内侧面显露脊髓副神经;中图和下图从肩关节的方向观察:肩胛上神经通过脂肪垫的深面,与脊髓副神经吻合。

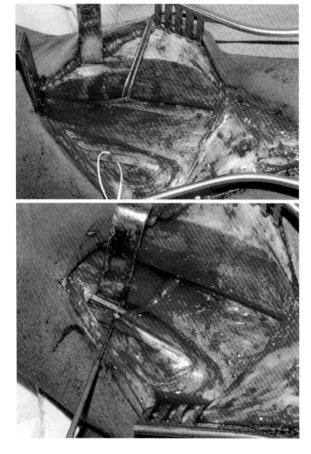

图 5.25　将尺神经的一条神经束(2)移植到支配肱二头肌的神经(1)上。

皮神经的紧缺。

　　冻融肌移植体(FTMG)已经被广泛应用于实验室和临床研究。它在痛性皮肤神经瘤的治疗中占有一席之地[27]。Pereira 等人[22]用 FTMG 替换正中神经及胫神经的受损组织,治好了麻风患者的手足。大多数患者恢复了保护性感觉,他们的溃疡愈合了。毋庸置疑,一部分患者得以避免截肢。一个有意思的发现在于,1/3 患者的对侧足部的皮肤状况得到改善。

　　做好神经残端的移植准备,间距也测量完毕。分离一段同等直径的相邻离体肌肉, 起码是测量的受损神经长度的 2.5 倍。肌肉用小块铝箔包裹,浸入液氮约 60s。然后将此小包放入蒸馏水中几分钟。接着将备好的

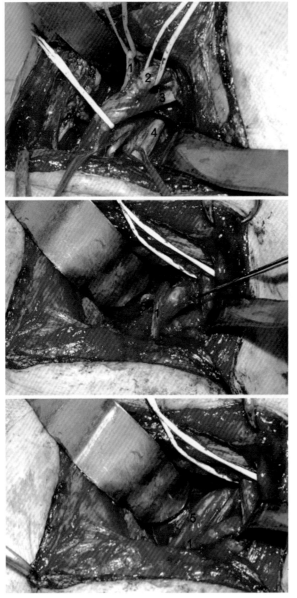

图 5.26  C5、C6 神经根撕脱伴肩胛背神经麻痹。C7 的一条神经束再支配肩胛上神经。图中显示肩胛上神经(1)、臂丛上干后股(2)、前股(3)、C7(4)，以及从 C7 中选择的神经束(5)。

肌肉移植体修剪成合适的长度及宽度，并缝合切口，用纤维蛋白凝胶缝合以确保神经残端的安全。

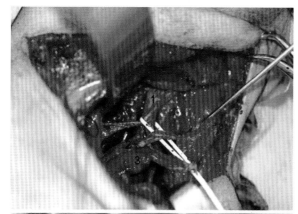

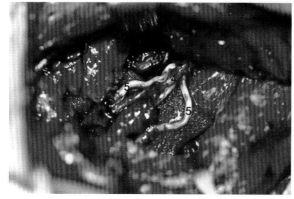

图 5.27 C5 的近侧残端再支配 C6、C7 撕脱的前根。C5 的近侧残端与 C6 前根相连,用移植物连接 C7 的前根与肩胛上神经,图中可见 C5(1)、C6(2)、C7 (3)、C6 的前根(4)和移植物(5)。

导管:1997 年,Lundborg 及其同事[18]发表了一篇具有前瞻性的论文,介绍了对 18 例患者用硅胶管和缝合前臂的正中神经及尺神经的随机对照试验。对患者的恢复情况进行深入研究,结果无显著差异。将神经残端置于硅胶管中,可提供一个与周围组织分隔的“小房间”。其优势包括:神经营养因子局部富集,管道内纤维蛋白骨架的纵向定位,以及再生的轴突能被更好地被引导跨过间隙——连接远端施万管的可能性。管道不能太细。硅胶管可能导致缝合神经狭窄和纤维化。

似乎使用此方法可以修补的缺损上限是 3cm。除了自体移植,长间隙的修补方法仍然没找到。De Ruiter 等人[18]认为,到现在为止,很少证据能表明,比起缝合和自体移植,中空的生物可降解神经管更有优势。

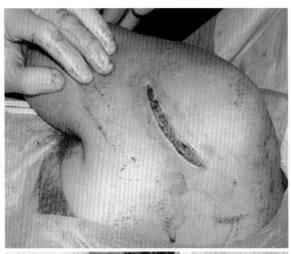

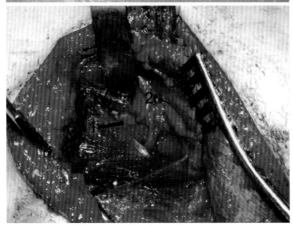

图 5.28　肱三头肌长头支(2)部分移植修复腋神经(1)。

## 5.4.5　固定

神经修复后至少需要 3 周的保护。大多数情况下,简易的石膏板就能满足所需。只有坐骨神经全长出现近端受损时才需要精心保护。端-端缝合或适宜的移植修复要求间隙足够狭窄,需要屈曲膝关节、伸直髋关节。髋关节石膏固定的必要摆位不美观且不适,此外,3 周后需要逐渐伸直膝关节,以确保修复径线。当夹板移动时,通常足以提醒患者关节过度移动的危险性,促使患者能够恢复这些关节的位置以维持稳定性。臂丛恢复的

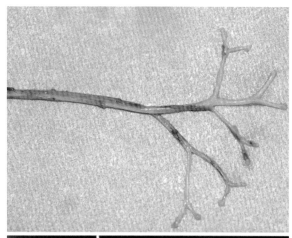

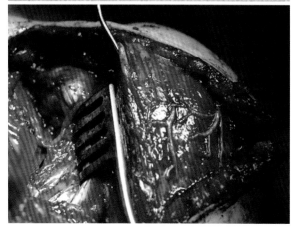

图 5.29　肌肉的 "神经再生"。上图示备好的神经移植体。下图示其通过腋神经的近侧残端并植入肌肉。

保护有特殊的困难性。目前，悬吊带用于成年患者，由一个轻巧的颈托支撑，确保手臂横过身体前方。一款名为"茧"的巴黎产石膏可用于婴儿的臂丛修复后保护（图 5.30）。

　　腕关节严重创伤的术后护理方式如下（图 5.31）。

　　●用夹板固定肘关节屈曲 90°，腕关节屈曲 30°~40°，掌指关节（MCP）屈曲约 70°，近端指间关节（PIP）屈曲不能超过 30°。掌背夹板需覆盖指尖，掌面夹板只需覆盖到近端指节关节。使用夹板包扎，使其受限但非刚性固定。确保手指可以轻柔地主动屈曲，拇指从一开始就维持这样。手臂

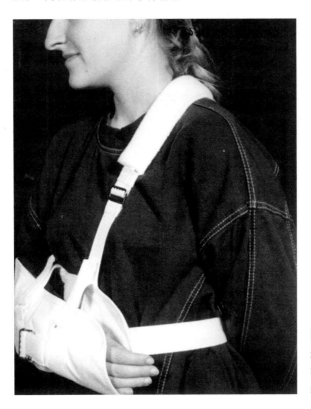

图 5.30　臂丛修复后用悬吊带控制前 1/4 手臂。注意检查肱盂关节是否外旋。

由悬吊带支撑,但从术后第一天起,就应该保证其可以轻柔地主动外旋且肩膀可抬高至 90°。

- 3 周后移除夹板和缝线。接下来不用夹板限制肘关节。用夹板固定腕关节伸展>20°。掌背垫巾再次延伸到指尖,限制掌指关节屈曲 30°、近端指节关节屈曲 30°。现在,手指和拇指可以主动屈曲且力度不断提升,腕关节可以在夹板范围内进行轻柔的主动屈曲,前臂和手掌的绷带包扎也遵循此原则。

- 肘关节区神经的直线缝合术后 3 周需安置一个带铰链的夹板(图 5.31),以进行主动屈曲并限制伸展程度。活动允许范围可随着每周的铰链调整得到提高。

- 6 周后移除夹板,进行有力的主动屈曲的抗阻力运动。现在,手指

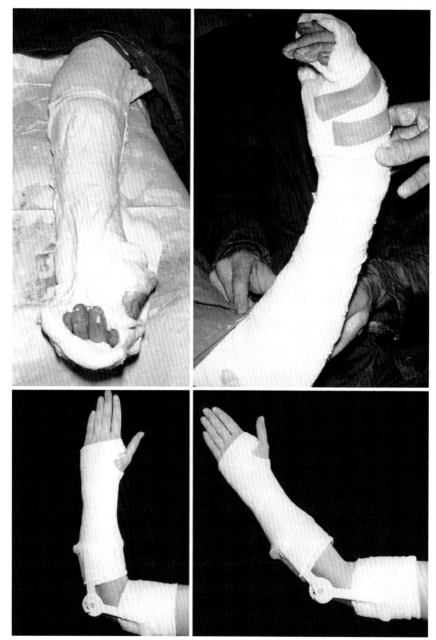

图 5.31 修复后保护。上图示腕关节神经及屈肌腱修复后石膏固定。下图示带铰链石膏固定的可调节性检验。

和拇指可以进行轻柔的被动牵拉运动。

当然,在康复期间,保持关节的活动度非常重要,这些关节中部分或全部所支配的肌肉瘫痪,这也能提醒患者麻醉的皮肤有偶发损伤的危险性,特别是在天气寒冷时。大部分关节的被动屈曲活动可在患者或其家属的帮助下完成,理疗师每周的监管有助于患者在漫长的康复期工作中保持思维集中。在手指的掌指关节和拇指的腕掌关节损伤病例中,"有生命的"夹板很有用,但会出现瘫痪手的掌指关节僵硬的问题。准确的诊断是神经修复手术全过程和康复锻炼的基础,而不应仅被视为第一阶段。越早建立诊断越好,应该采取紧急措施来改善预后。

## 5.5　个别神经的处理:颈部和上肢

### 5.5.1　经锁骨上路径(前方或前外侧)

此路径用于显露臂丛的锁骨上部分。其缺点是椎动脉位于手术医生与神经的最近端之间,但皮肤坏死的风险可以忽略不计。瘢痕肯定存在,切口的长度和水平应根据损伤情况调整。紧急情况下,切口会延伸到越过中线和斜方肌前皱襞,且刚好在锁骨上。若为臂丛上干的损伤,切口就比较短,在锁骨上约二指宽即可。Fiolle 和 Delmas[10]通过在锁骨上内侧伤口上增加一条垂直切口获得显露。实际上,经锁骨路径[5]是经锁骨上路径的内侧延伸,它是锁骨下动脉第一部分、椎动脉第一部分和整个臂丛的完美入路。

手术:患者取半仰卧坐位,头抬高 30°,颈部伸直。在头皮和颈背皮肤上放置记录电极,头部用神经外科支托包扎。颈部伸展但不能旋转。颈部的备皮范围包括全颈前半部、达到下颌线和耳部、超过肋下缘中线。

皮瓣深度要达到颈阔肌(图 5.32),这样就很容易分辨胸锁乳突肌后缘,向下要达到锁骨前缘,向上尽可能远于耳郭和横跨胸锁乳突肌(SMC)前方的颈横神经。切口深度平面介于颈外静脉和胸锁乳突肌之间,从后方找到锁骨上神经。外侧的肌肉附着点可以从锁骨上方抬高,从而看到脂肪

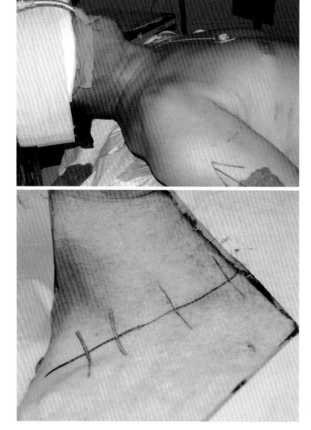

图 5.32　臂丛的经锁骨上路径。注意患者体位和切口线。

垫和肩胛舌骨肌。从固定缝合中分离肩胛舌骨肌并牵拉。脂肪垫可能有两瓣,由颈横血管的分支分开。这些必须好好保护以防止锁骨下动脉破裂,因为它们供给侧支循环(图 5.33)。

　　显露斜角肌前缘,可见膈神经斜跨于前,用神经吊索牵拉并抬起。进入臂丛后的骨性结构应该通过分离神经组分,而非向前牵拉臂丛来实现。沿着膈神经向头部寻找有助于外科医生找到第 5 颈神经, 有时在膈神经内侧操作可以暴露 C5 或 C6 的破损残端, 还能追踪上干和锁骨上神经。牵拉伤后可以很容易地辨认出肩胛上神经,然后沿着它往回找到上干,在上干后方可见第 7 颈神经。分离斜角肌前缘可以显露锁骨下动脉,肌肉与

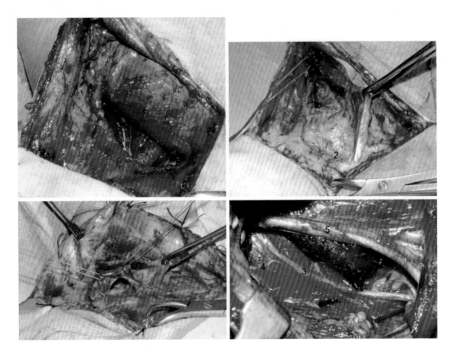

图 5.33　左上：辨认胸锁乳突肌后缘,在颈外动脉和锁骨上神经前方(1)。右上：翻开以显露脂肪垫和颈横血管(2)。左下：从固定缝合中分开肩胛舌骨肌。右下：从上干深度的中斜角肌切开(5)以显露前锯肌神经(3)。最粗的分支来自C6。这儿常有来自肩胛背神经(4)的交通支。

锁骨下动脉之间的平面要小心分离。现在已发现 3 种锁骨下动脉跨过斜角肌前方的模式,而穿过斜角肌前方的模式有 7 种或以上。沿着动脉和下干的平面可以追踪到第 8 颈神经和第 1 胸神经。前锯肌神经走行于侧面且和上干一样深,位于锁骨上神经和中斜角肌后方。分离中斜角肌可见组成此神经的分支,通常由 3 支组成,来自 C6 的分支通常最粗。脊副神经笔直或弯曲地走行于斜方肌深面。肩胛背神经从 C5 后方通过。

关键点如下：

●头颈应伸直,不能旋转。

●铺巾应显露整个颈后三角,包括胸骨柄、下颌骨、耳的下半部、斜方肌上缘及整个上肢。

- 皮瓣包括颈阔肌。
- 确认胸锁乳突肌的后缘,在其与脂肪垫之间进行操作。这可以保护锁骨上神经。
- 确认并显露肩胛舌骨肌,结扎颈横血管。
- 在斜角肌前方辨认出膈神经。
- 分离前斜角肌以显露 C8、T1、近侧锁骨下动脉时一定要非常小心。

Fiolle 和 Delmas[10]的手术拓展:这能够从上方、内侧、下方充分显露颈丛,还能显露锁骨下腋动脉至终末,以及锁骨深处的腋静脉。发起者称"三分钟就能显露血管",而且在急诊时也适用。毫无疑问,手术可以保证迅速入路,还能掌控从前斜角肌到腋窝最低点的血管。臂丛本身从脊神经一直到分支末端均显露出来。锁骨下方或深部的大血管撕裂或破裂的新发病例、假性动脉瘤的既往病例有其特殊价值,在血管初期修复后通常需要再次显露受损神经。若为锁骨下血管和神经的闭合性损伤,首先要显露。切口呈 T 字形,垂直支走行于胸三角凹陷,向内侧牵拉头静脉,然后在抬起的胸大肌下方转弯进入腋窝顶点。紧急情况下,使用钢丝锯在胸锁乳突肌外侧缘分离锁骨;此外,钻好一个孔以便置入加压螺钉,使锁骨长轴呈 45°倾斜。随后沿骨骼轮廓勾勒好骨板,在侧面断片上钻好孔做好准备,之后的固定就很容易了。沿钻孔长轴 90°切开锁骨以便置入加压螺钉,部分情况不能切开锁骨,可用尼龙带向上或向下牵拉骨骼(图 5.34 和图 5.35)。

分开腋窝根部的筋膜,用手指在胸大肌与胸小肌之前、腋窝神经束之后分离出一个平面。胸大肌从肱骨分离,为了保护肌皮神经将胸小肌牵拉抬高。将肢体蜷曲外旋,这样就能将臂丛干、分支、束丛及其伴随血管一同显露。这种显露方式已经用于超过 250 例患者。其中 9 例合并锁骨断裂,3 例合并感染。

关键点:

- 辨认并保护好头静脉。
- 辨认胸大肌与三角肌之间的凹陷,其常与锁骨很接近。
- 在分离锁骨与锁骨下肌肉之前用可伸展牵开器牵拉开。
- 用夹板切断锁骨下肌,注意保护锁骨上血管。

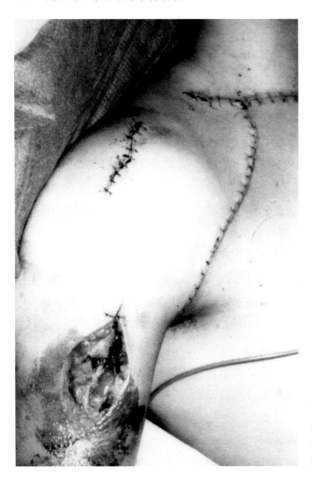

图 5.34 Fiolle Delmas式暴露。肩部的切口是为了置入髓内钉固定。骨折导致的伤口要保持开放。

● 找到胸小肌和喙肱肌的间隙的最简单的方法是，用示指从胸小肌上缘后方穿过，感受间隙。

## 5.5.2 跨锁骨显露

设计这条路径是为了充分显露并掌控静脉的三根分支：锁骨下动脉的第一部分、椎动脉、喉返神经。从此处行介入治疗范围广、难度大，要求医生精通解剖知识且熟练掌握多种技巧。该显露依托于骨骼肌皮瓣的抬高，包括锁骨第二部分和连接胸锁乳突肌的胸锁关节。向内侧修整少许就

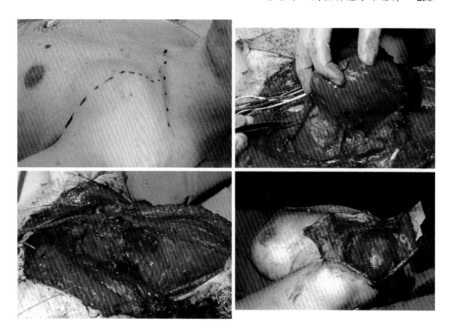

图 5.35　用 Fiolle Delmas 式显露两个巨大的神经纤维瘤。左上图示皮肤切口。左下图示显露肿瘤。右上图示切除肿瘤。右下图示在颈后三角看到另一个神经纤维瘤。以上图示病例都不需要分离锁骨。

能显露整条臂丛,拓展颈动脉鞘和内脏支之间的平面可见到 C3 到 T3 的颈背部脊椎(图 5.36)。

切口从患侧斜方肌皱襞一直横跨到对侧颈后三角中点,边缘可以拓展以增加显露,向下达到胸骨角。皮瓣要广泛抬高,包括颈阔肌。从伤口上方最高点入刀,从前方和后方辨认胸锁乳突肌,可见副神经。在锁骨中点打开骨膜显露锁骨,分开锁骨下肌和肩胛上血管,分开肩胛舌骨肌并牵拉。从锁骨中点下部分离胸大肌以显露锁骨下静脉。从胸骨柄凹陷分离肌瓣,用 Howarth 牙挺和 Adson 弯形剥离器小心地拓展其深面。用手指扩大平面,再插入可伸展牵开器。将胸大肌与相邻胸骨柄分开后,可见第一肋软骨关节,第一及第二胸肋关节的间隙要用上述方法拓展到胸骨深度。用可伸展牵开器穿过其中,找到上述组织。用手术刀切断第一肋软骨,用小号骨刀做 L 形切口分离胸骨柄。现在将锁骨分开,将胸锁乳突肌从锁骨

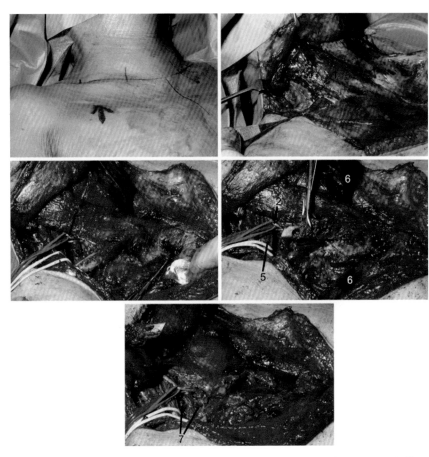

图 5.36　跨锁骨显露。左上图示患者体位及切口线。右上图示抬高颈阔肌皮瓣,辨认胸锁乳突肌(1)。左中图示显露锁骨,找到膈神经(2)和锁骨下动脉(3)。右中图示抬高骨瓣,保护锁骨下静脉(4)。可见臂丛干(5)。在切开第一肋软骨连接处,分开胸骨柄之前,将可伸展牵开器(6)置入胸骨柄深处。下方:在锁骨下动脉深面可见肿瘤(7),其包裹椎动脉。

中部、胸锁关节和胸骨柄上角牵拉抬起。清除残留肌瓣。此时可见颈内静脉,追踪到其与锁骨下静脉的交汇处。追踪到头臂静脉,用血管吊索将其略微抬起。将膈神经稍抬起,分离下方的前斜角肌,可见锁骨下动脉第一部分、椎动脉、喉返神经和迷走神经。将胸大肌和胸小肌与肱骨分离,可见整条臂丛。接下来就到闭合部分,用缝线将胸骨柄和锁骨骨片再次连接到胸骨柄上,用钢板和螺钉闭合锁骨。小心闭合软组织层。这种显露方式适用于约 80 种情形,主要用于臂丛肿物。一例 62 岁男性患者,患有恶性神经纤维瘤合并多发性神经纤维瘤病 2 型,最终死于消耗性凝血病。2 例患者术后 2 周发生锁骨骨髓炎,超过 4 例患者锁骨不愈合。右侧喉返神经更容易受累。胸导管损伤通常可以避免,除非患处伤痕累累,通常因为乳糜液泄露而被发现。最好尽快确诊并修复损伤,因为如果胸膜被掀开,就有形成乳糜胸的危险。如果漏洞不能修补,可以用肌肉移植物堵住。

关键点:

● 主要入路及每一步操作都要在直视下小心进行。

● 在锁骨后方使用可伸展牵开器,深及胸骨柄。

● 从锁骨下方分离胸大肌时要小心,横跨第一肋显露锁骨下静脉。

## 5.5.3　后外侧路径

即肩胛下后外侧路径,可以很好地进入神经的最近端,特别是通过椎间孔的神经[15]。患者取仰卧位,患侧上肢用单独的小桌子支撑。切口位于肩胛旁,中间凹陷。分开斜方肌、菱形肌,如果有必要,再切开肩胛提肌并向外侧牵拉,以显露上肋。找到第一肋并将其进行骨膜外移除,如有需要则进行第二肋的骨膜下移除,以便显露手术野。移除第一肋时,中斜角肌会部分游离,而进一步牵拉使其向上抬高,更好显露臂丛。在这个过程中,一定要注意避免损伤前锯肌神经。向内侧牵拉后方椎旁肌,通过半椎板切开术打开椎间孔。完成整个手术后,重新连接肌肉以闭合伤口,放置一条或多条引流管。

有以下 3 种可能的并发症:

● 翼状肩胛。

● 若移除的椎间关节超过 2 个,脊椎可能不稳定。

● 相关结构的各种损伤。

该路径只适用于以下情况:

● 胸廓出口综合征,通过腋下或锁骨下路径进行预手术,移除第一胸椎或第七颈椎相连的肋骨,保留第三后肋。

● 臂丛肿瘤,肿物含有椎间孔内外的组分。

● 有广泛皮肤病变或颈部和胸壁深部病变的放射性神经病变。

● 椎间孔内部或其邻近的组织创伤,有证据显示可以修复。

所述方法比起 Kline 术式提供的手术野较小(图 5.37),但能看到锁骨上臂丛更远端(外侧)部分[15]。患者取侧卧位,患侧在上,上肢也在该区域。切口向外侧凸,中心位于第 7 颈椎上方。将皮瓣抬高。从中线切开斜方肌并同时牵拉抬高。这样就能看到下一层结构:菱形肌上部和头夹肌下部。肩胛提肌从肩胛骨走行到上颈椎横突,颈夹肌从第 3~6 胸椎走行到上颈椎横突,二者横向分布。从中线分开菱形肌上部和头夹肌下部,以显露竖脊肌。从此处向外侧摸索,可以找到第 1 胸椎和最下方 4 节颈椎的横突。通过钝性分离显露横突和肿块侧面,向内侧牵拉竖脊肌群。在视野的最下方可显露第一肋背部,将其上表面的中斜角肌清除。将中斜角肌从其源头——最下方 3 节或 4 节颈椎横突的后结节上移除。此时可显露横突远端的神经,近端臂丛的第 5、6、7 束支进入中斜角肌,组成前锯肌神经。现在分块去除第 5、6 节颈椎和第 7 节颈椎的部分横突的后结节,显露神经的最近端。如有必要,可以移除第 1 胸椎横突及第一肋,扩大臂丛下部的视野。再者,还可以移除一个或两个关节突关节,显露椎间孔内硬脊膜的神经。

必须谨慎且系统地进行手术过程,确保每一步止血操作都到位。该手术并不容易,但当非常近端的组织受损时或前路入口因之前手术损伤纤维化而堵塞时,这是最佳路径。关闭两层肌肉、一层皮下组织时放置负压引流管。这是脊椎神经根型撕裂的解决方法[3]。

## 5.5.4 脊副神经

切口通常位于神经原发受损部位的上方。大多数时候,起始切口延伸呈"Z"字形或沿着皮肤张力线走行。通常切口位于胸锁乳突肌和斜方肌之间的颈后三角,但偶然神经会在其自然走行穿过前方或相邻肌肉时受损。耳大神经是显露在胸锁乳突肌旁头侧 5mm 处后方发出的神经近侧端的

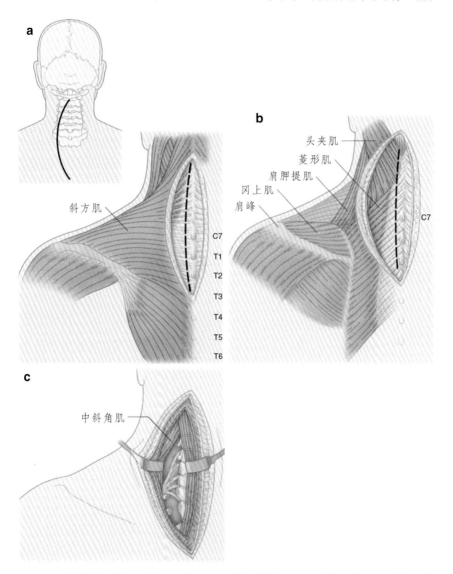

**图 5.37**　右侧臂丛的后入路。(a)切口。(b)分开斜方肌。(c)移除后方组织,分离中斜角肌以显露臂丛近端。注意前锯肌神经。大多数臂丛近端损伤都会累及主要神经。

关键。神经主干从该肌肉深处发出,该处还可见支配斜方肌上部 1/3 最高处的纤细分支神经, 这一定要引起重视。该处神经走行和位置非常恒定(图 5.38)。

切口延伸到胸锁乳突肌前表面,显露耳大神经和颈横神经。显露副神经应先从未受损组织开始,然后找到主干近端和远端后才能定位损伤。近侧端可能在胸锁乳突肌深面收缩, 可以在胸锁乳突肌前方找到它或用神经刺激器识别。远侧端可以在上斜方肌的前下方找到,注意一定不能与锁骨下臂丛神经的分支混淆,它会从前方倾斜或水平通过。通常病变很长时间后才得到诊断,远侧端很可能已经萎缩。切除术后没有必要进行端–端缝合:间隙通常很大,且无论何种情况,中轴骨前 1/4 处的移动都有可能导致破裂,故被禁用。如果近侧端不能连接,部分胸外侧神经可以重新支配远侧端。

关键点:

● 找到胸锁乳突肌前表面,辨认耳大神经和颈横神经。

● 斜方肌内表面的筋膜下方深处的神经走行具有特征性弯曲,通常伴随一条很容易出问题的静脉。

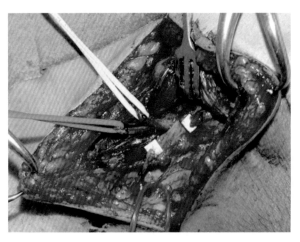

图 5.38 颈副神经主干(1)从胸锁乳突肌旁头侧 5mm 处发出,分成耳大神经(2)和颈横神经(3)。该病例的神经在 15 个月前被横断,远侧端出现萎缩(4)。

## 5.5.5　肩胛上神经

取侧卧位,做横向切口最佳。抬高皮瓣,从源头移除斜方肌的棘突上部分,将其抬高就能看到冈上肌,或将斜方肌筋膜分离也能看到覆盖的冈上肌,从肩胛骨起始处将其抬高就能看到肩胛上神经从缺口穿过。伴行动脉通常从表面横过韧带或骨桥。Ochiai 等人[20]表明肩胛上神经可能在几个部位严重受损,并展示了一种单独显露该神经的术式,沿神经走行暴露至冈下肌,且可以延伸以显露前方的腋神经。

## 5.5.6　臂丛的锁骨下部分

将胸三角区间完全打开,在胸小肌与其喙突连接处显露。神经血管束从其上下穿过, 由一层筋膜和此区域下端的胸大肌的胸骨部分的平面反射腱包绕。辨认胸小肌和喙肱肌间隙最简单的方法是用示指穿过胸小肌上缘去感受。分开胸小肌的肌腱。从内侧切除此肌肉,注意穿入其中并走行到胸大肌的胸内侧神经。现在从胸小肌原来的位置上下分离臂丛筋膜。如果有必要,胸小肌的平面反射腱也可移除。这样全部的神经血管束可以显露出来。外侧束是最明显的部分,腋动脉位于其后方,腋静脉位于其内侧。在此区域下部,可见臂丛的内外侧束组成的正中神经。外侧束组成的胸外侧神经上升, 经锁胸筋膜进入胸大肌。后束位于外侧束和腋动脉深面,内侧束在腋静脉深面。两根大血管有时需要抬起以显露整个束丛(图5.39)。

肌皮神经从外侧束发出,位于喙突平面之上,从外侧进入喙肱肌。其一般是一条单独分支, 但也可能由束丛在不同平面发出的多条分支共同组成。

后束及其外侧终端分支在外侧束和腋动脉间显露。可见 3 条肩胛下神经,在此区域下部可见神经干分成桡神经和腋神经。从喙突顶部牵拉喙肱肌,扩大四边孔的前“门”的显露,同时暴露受损的腋神经远侧端。迟发性病例可能表现出极端不同的情况,特别是在动脉损伤后。

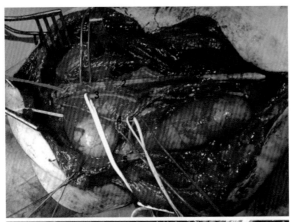

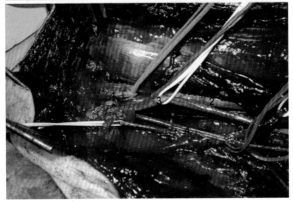

图 5.39 锁骨下臂丛在巨大脂肪瘤上张开。用蓝线标记腋动脉(1),红线标记正中神经(2),白线标记尺神经(3)。可见前臂内侧皮神经(4)和肿瘤深面的桡神经(5)。图示切除肿瘤前(上图)、后(下图)。

关键点:

● 辨认并保护头静脉。

● 在锁骨下可以轻松找到胸三角区间。

● 腋动脉和肌皮神经的走行常见变异。

● 动脉损伤后的迟发性病例可能表现迥异,不要犹豫,扩大切口。

## 5.5.7 腋神经

腋神经的前端(近侧端)几乎总是在喙突下方受损,而修复通常需要通过后方的单独切口显露后端(远侧端)。修复经常要用到移植物,很明显,与单一的有限入口相比,两个切口能确保更好的替代和连接效果。肱骨头前脱位常损伤旋肱后动脉,会导致大出血或假动脉瘤。神经远侧端可因纤维化阻塞,当这些病例的神经从肌肉撕脱时,行直接肌肉内神经回植很有用(图 5.40)。

## 5.5.8　手臂和腋窝的正中神经、尺神经

切口横过腋前线和腋窝,下降到上臂的中部。抬高皮瓣,向下清除腋窝的脂肪。腋窝下部可见鞘膜包绕的神经血管丛:最内侧是腋/肱静脉,神经围绕在腋窝下部和肱动脉周。前臂内侧皮神经(MCNF)走行于肱静脉之前,是血管神经丛中最表浅的神经。神经从上臂中段的深筋膜孔穿过。纤细的臂内侧皮神经(MCA)走行于神经血管鞘后外侧。前臂内侧皮神经与臂内侧皮神经的交通支相同。腋动脉由正中神经的两条神经根环绕,正中神经于其外侧发出并跨越进入上臂。肌皮神经通常是外侧束发出的单一分支,低于喙突平面,但也可能由几条沿正中神经的外侧根走行的从间隙中发出的束支组成。其从外侧进入喙肱肌和肘部的屈肌。尺神经和前臂内

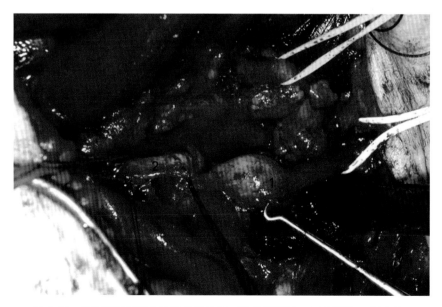

图 5.40　四边形管道置入受损的腋神经。可见近侧端(1),远侧端(2)很少见。

侧皮神经位于动脉内侧。尺神经从上臂后方穿过，进入内侧肌间隔，并走行于其与肱三头肌中间头之间，此处通常有分支。最深面的桡神经从背阔肌肌腱前方穿过，然后走行于肱三头肌长头和中间头后方。该神经从肱三头肌外侧头平面的肱骨后方穿过，穿入外侧肌间隔，支配上臂下半部的外侧。向上追踪神经血管丛至腋窝，显露束从、腋神经及桡神经的起始部分。

关键点：

- 仔细识别前臂内侧皮神经，这是重要的标识。
- 从肱动脉追踪正中神经会有困难。

## 5.5.9　桡神经

桡神经近侧端通常在腋-肱切口的上部被找到，远侧端经常在手臂下端的前外侧切口被找到，切口从肱二头肌和肱肌内侧、肱桡肌和桡侧腕长伸肌外进入（图 5.41）。找到中部（最常出问题的部分）则困难得多。通过在后方做一个切口，然后分离肱三头肌的表浅部分（长头和外侧头）和深面部分（内侧头）。抬高皮瓣，显露三角肌下部和肱三头肌表浅部。通过定位长头上部并向其外侧缘远端追踪，在长头及外侧头上部做一个"V"字形切口。现在从鹰嘴打开"肱三头肌缝接处"[13]——肱三头肌长头和外侧头连接处（图 5.42）。进入肱二头肌/肱肌和肱桡肌/桡侧腕长伸肌之间的间隙，在肱三头肌外侧头前方扩大切口以暴露桡神经。如果在切开后进行桥接手术有困难，可以绕行至肱二头肌和肱肌平面的手臂上内侧方远端，以增加一些切口长度。为了显露神经的最远端，切口应从手臂周围扩展到肱桡肌中部，穿过肘部前外侧进入前臂。通过这个前方入口，在肱二头肌/肱肌和肱桡肌/桡侧腕长伸肌之间的间隙，可以找到桡神经及其终末支。此段神经有很重要的分支。支配肱肌的神经从前内侧通过，通常位于肘外踝上方 5 个手指宽处。支配肱桡肌的神经在远处 2cm 后外侧通过。更远处有支配桡侧腕长伸肌的神经，后方常有两条支配桡侧腕短伸肌的神经（图 5.43）。

关键点：

- 注意从肱三头肌外侧头和肱桡肌间隙发出的前臂和上臂的后侧皮神经。

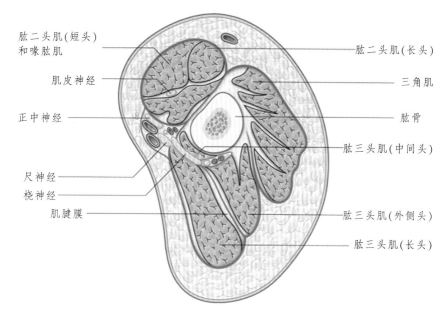

图 5.41　在上臂的三角肌水平做横断切口,恰好位于桡神经后方移位平面之下。

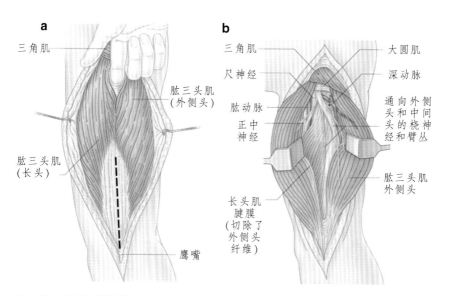

图 5.42　显露上臂桡神经。(a)"肱三头肌缝接处"。手指插入分开的肱三头肌长头和外侧头之间。(b)打开"缝接处",从肱骨后方桡神经起始部显露,插入外侧肌间隔。

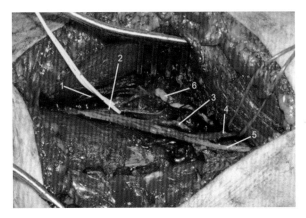

图 5.43　桡骨头骨折手术,修复骨间后神经时显露肘部桡神经。上方:在肱桡肌和肱二头肌之间的凹陷可见神经走行于肱肌纤维上。左侧:可见通向肱桡肌的神经(1),通向桡侧腕长伸肌和桡侧腕短伸肌的神经(2),通向骨间后神经近侧端的神经(3),通向桡侧腕短伸肌的更远分支神经(4),表浅桡神经(5),前臂外侧皮神经(6)的节段作为移植物准备好。

● 肱桡肌和肱肌的间隙有时候会很难找:不要怀疑,向肘窝远端拓展切口。

## 5.5.10　骨间后神经

采用 Henry 式入路[13],切口位于前臂上部的后外侧方,从肱桡肌的移动肿块、桡侧腕长伸肌和指总伸肌之间进入。打开桡侧腕短伸肌和指总伸肌之间的间隙,显露旋后肌。骨间后神经从该肌肉的表浅部和深部之间通过,从表浅部的下缘发出,走行 4~5cm,分割成终末支(运动支)。很容易找到神经的发出点,沿着肌肉线分开表浅部,可在近端找到该神经 (图5.44)。

## 5.5.11　正中神经下部

从肘窝蜿蜒而下做一个弯曲的切口,很容易在肘窝下方、前臂下端找到正中神经。在肘窝平面,可在肱动脉内侧找到正中神经(图5.45)。然后其在旋前圆肌的浅头和深头之间下降。通过该通道可追踪正中神经,还可

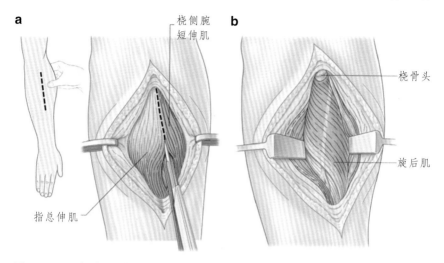

图 5.44　显露骨间后神经。(a)图示切口(左)和从指总伸肌分开桡侧腕短伸肌(右)。(b)显露骨间后神经和旋后肌。

切开旋前圆肌深头(尺侧)以拓展切口。穿过旋前圆肌后,神经从屈肌的表浅部和深部之间下行到前臂,屈肌由疏松结缔组织松散地附着在指浅屈肌深面。通过从桡侧端分离浅屈肌并牵拉肌肉,可以在此区域显露神经走行。现在可见骨间前神经,其从掌长肌和桡侧腕屈肌的肌腱之间深面进入手掌。

　　腕管位于腕骨凹面的后外侧方,也可能特异性地位于舟状骨、月骨、钩骨和豌豆骨后外侧方。其由屈肌支持带覆盖,锚定于豌豆骨和钩骨内侧、舟状骨和大多角骨外侧。屈肌支持带的宽度约为 2.5cm,长度也大致相同。其近端融入前臂筋膜,远端融入掌腱膜。掌长肌肌腱固定在其前方。肌腱桡侧的某一深层组织固定于大多角骨凹陷的内侧唇。该层与肌腱的更表浅层之间有滑膜鞘包绕的桡侧腕屈肌肌腱。尺侧有局限性增厚的前臂筋膜,其从豌豆骨向外侧延伸为支持带的表浅部分,与外侧的支持带混合,从尺神经和尺侧血管的表浅层通过。

　　对于手术操作者来说,掌握正中神经运动支和掌皮支的位置很重要。大部分人的运动支从腕管内桡侧发出走行于外侧,很快发出分支进入拇

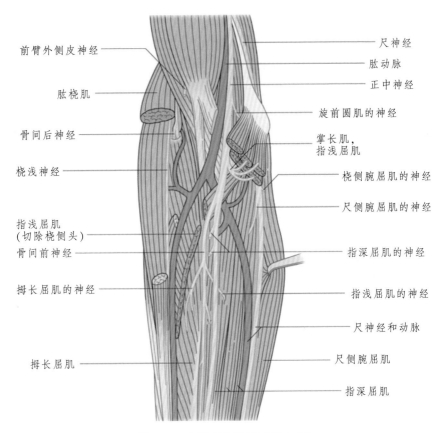

前臂外侧皮神经

肱桡肌

骨间后神经

桡浅神经

指浅屈肌
(切除桡侧头)

骨间前神经

拇长屈肌的神经

拇长屈肌

尺神经

肱动脉

正中神经

旋前圆肌的神经

掌长肌,
指浅屈肌

桡侧腕屈肌的神经

尺侧腕屈肌的神经

指深屈肌的神经

指浅屈肌的神经

尺神经和动脉

尺侧腕屈肌

指深屈肌

图 5.45    右肘窝前侧(参考图 1.15)

对掌肌和拇短展肌,有时进入部分拇短屈肌。因为从神经尺侧起始,且从其表面或深面进入支持带,该手术具有特殊的危险性。正中神经在腕褶皱上方约 7cm 处发出掌皮支,其走行于桡侧腕屈肌肌腱内侧远端,支配鱼际隆起上方及手掌近端桡侧的皮肤。该处若发生损伤,会造成严重且持久的痛苦,伴随严重的感觉过敏和痛觉过敏,甚至引发过度疼痛和异常性疼痛(图 5.46)。

两个关键点:

- 重视从正中神经桡侧发出的掌皮支。
- 运动支走行常见变异。

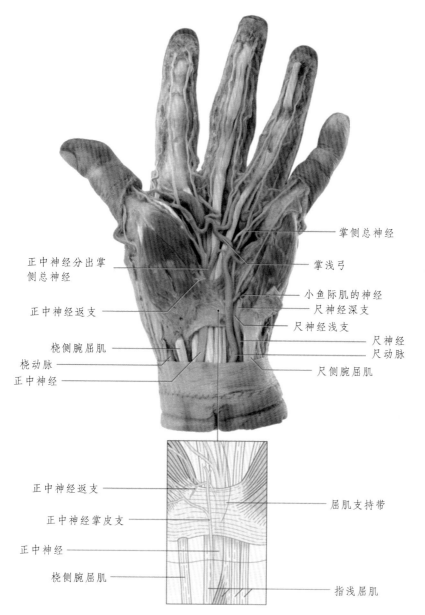

掌侧总神经

正中神经分出掌
侧总神经

掌浅弓

正中神经返支

小鱼际肌的神经

尺神经深支

尺神经浅支

桡侧腕屈肌

尺神经

桡动脉

尺动脉

正中神经

尺侧腕屈肌

正中神经返支

屈肌支持带

正中神经掌皮支

正中神经

桡侧腕屈肌

指浅屈肌

**图 5.46** 左手的正中神经和尺神经。插图展示了正中神经及其掌皮支在手腕的一般走行(参考图 1.16)。

## 5.5.12 尺神经下部

尺神经进入肘窝后,从臂内侧肌间隔后方通过,再从髁后凹陷穿过肱骨内上踝后方。它穿过 Struthers 弓——在内上踝近端 4cm 左右的 1 根约 6cm 长的纤维管道[3]。Struthers 弓的组分不仅包括坚硬的臂内侧肌间隔,还包括肱三头肌中间头鞘膜和臂内侧韧带,可见鞘膜覆盖在神经之上。尺神经在 Struthers 弓深面从肘关节内侧关节囊穿过,加入尺侧腕屈肌的两处起始部(弓状韧带)。这便是"肘管"。前臂内侧皮神经的分支从其表面通过,然后穿过尺侧腕屈肌和指深屈肌的间隙,加入尺动脉在前臂向下走行。肌支在肘窝下方发出,很容易因外界压力受损。它可能因弓状韧带和内侧关节囊受压,还可能在肘关节扭伤而发生前脱位时,韧带放松造成移动过度。因为在移动肘部时需要其参与,如果外界压力的损伤使其移动受限,可能会在肘部屈曲时被拉伸。

尺神经和尺动脉在光滑的鞘膜包绕中下行到前臂,至尺侧腕屈肌前缘深面。神经和动脉可能会受到肿胀的缺氧肌肉或更久的缺氧后纤维化的轻微压迫。前臂尺侧受伤,有动脉血流出时证明损伤尺神经。

尺神经在腕部分成浅支(感觉支)和深支(运动支),二者都进入 Guyon 管(图 5.47)。浅支从掌短肌和内侧二指皮肤上方表浅通过,深支穿过小指的伸肌和屈肌之间进入对掌肌,然后和掌深弓共同穿过掌深间隙,控制拇短展肌、拇短屈肌及第一骨间掌侧肌。在此深度,深支很容易被玻璃或小刀损伤。最好从腕部上方做一切口追踪该神经,进入手掌尺侧,再弯曲进入手掌远端的褶皱。在尺侧腕屈肌肌腱外侧、尺动脉内侧的切口上方分离该神经并追踪到其分叉点。然后可在小鱼际肌间追踪到深支,通过活动屈肌深浅肌腱分离深支。尺神经的多条运动支控制手掌的众多内附肌,必须在显露的过程中牢记于心,尽管完全避免损伤也不太可能。

两个关键点:

●重视肘部周围的前臂内侧皮神经,它总是会妨碍手术,若损伤会造成持续性疼痛。

●注意尺神经的背侧皮神经分支,在处理尺骨干骨折时最好将其明

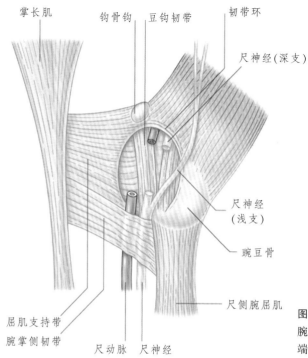

掌长肌

钩骨钩　豆钩韧带　韧带环

尺神经(深支)

尺神经
(浅支)

豌豆骨

尺侧腕屈肌

屈肌支持带

腕掌侧韧带

尺动脉　尺神经

图 5.47　Guyon 管。注意腕掌侧韧带部分或其远端的残留。

确显露。

## 5.6　个别神经的处理:腹部、骨盆、下肢

### 5.6.1　腰丛

　　从腹部的下 1/4 进入,采用与腰交感神经切除术同样的腹膜外入路切除腹横肌[16]。患者取侧卧位或半侧卧位,切口介于肋缘和髂嵴间,打开腹直肌鞘外侧,切除腹外斜肌和深部肌肉。细致地打开下方筋膜,清除腹壁和脊柱的腹膜。股外侧皮神经、髂腹股沟神经和髂腹下神经交汇进入腰大肌后外侧缘。股神经走行于髂肌和腰大肌间隙(图 5.48 和图 5.49)。闭孔神经走行于腰大肌内侧。腰骶干更接近中线,位于大血管深面。如同颈

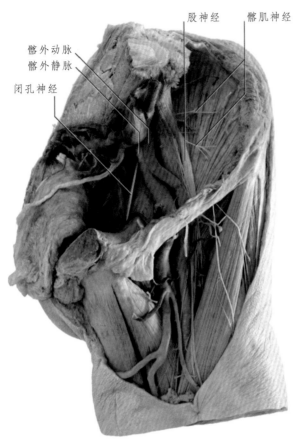

图 5.48　左侧股神经(参考图 1.20)

神经穿入前斜角肌深面一样,脊神经走行成股神经穿入腰大肌深面,需切除该肌肉或显露神经。此路径可以很好地进入腰大肌的腰丛及腰大肌下部两侧的股神经和闭孔神经。从该腹膜后路径追踪腰骶丛会受限。经腹膜路径进入更容易,但是腹内脏器可能会有术后梗阻和粘连的风险。腰丛损伤常合并严重瘢痕。

## 5.6.2　股神经

　　该神经可从腹部切口前方向下追踪到腹股沟韧带平面, 通过大腿前的独立切口再次显露。Kline、Hudson 和 Kim[16]认为,小腿切口可从腹股沟

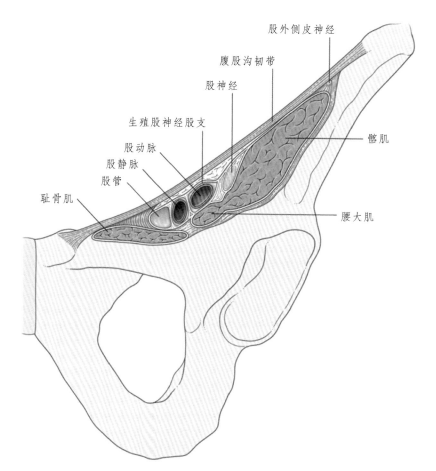

**图 5.49**  腹股沟韧带深面的股神经和血管。图示左侧腹股沟区(参考图 1.38)。

韧带上方向外侧扩大,切除下腹部肌肉,从而获得腹膜外路径。

关键点:

●定位股总动脉并在其外侧操作,可显露腹股沟褶皱的神经,神经位于稍微更深的平面。

## 5.6.3  坐骨神经

有两种常用的显露方式。第一种,从臀部后方入路切除臀大肌,这样足以显露横过股骨颈的坐骨神经,可见神经干上端 15cm;第二种,Henry 式切口[13],范围更大。两种方式均采用俯卧位。

分离臀大肌:从坐骨结节到肱骨粗隆连线上方约两个手指宽做一个倾斜的切口。显露并轻柔地沿着其肌纤维线分离臀大肌,注意并保护臀下神经,同时小心地止血。用大型 Deavers 拉钩抬高肌皮瓣。可见神经从股骨颈后方穿过,如有必要,可切开梨状肌,沿神经向上追踪到坐骨结节(图 5.50)。

修复臀大肌鞘后关闭伤口的脂肪层和皮肤。对于髋关节置换术中坐骨神经损伤,该路径对显露患处很有用。

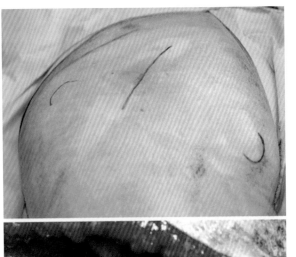

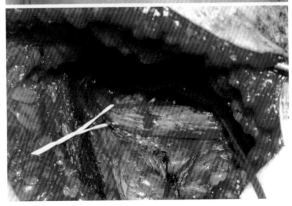

图 5.50 经臀肌路径显露坐骨神经。上图示患者取俯卧位,在股骨大转子和坐骨结节间做切口。下图示显露穿入股骨颈的坐骨神经。

关键点：

● 必须谨慎地止血。

● 用指尖翻动很容易辨认神经干。

采用 Henry 术式[13]可以显露全部坐骨神经、臀上神经和臀下神经。可用"臀帽"来比喻短边呈纵向、长边(上下)倾斜的平行四边形,尾边几乎悬空。

切口可采用 Henry 建议的"问号"形状,或从臀大肌和髂胫束的连接处的髂嵴开始,斜向臀部后外侧方到达股骨大转子,再向内下侧到达大腿中线。注意保护大腿后侧皮神经很重要,其进入大腿上端的深筋膜并下行至中线,可在臀大肌下缘深面、筋膜上方找到它。现在从其连接股骨处分离臀大肌,从髂胫束分离肌肉头,并清除所有连接股骨的肌腱和肌肉。然后,继续注意保护大腿后侧皮神经,臀帽牵拉回其骨盆起始处。一定要避免臀上血管上方的过度牵拉。显露臀中肌、髋关节外旋肌群、臀上下血管神经、阴部血管神经和坐骨神经。分开梨状肌肌腱并牵拉肌肉,可以追踪并穿过坐骨结节。从切口垂直线向下扩大,可以显露全部坐骨神经(图 5.51)。

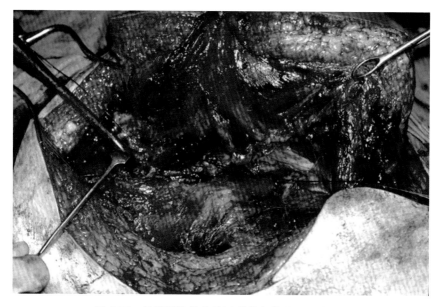

图 5.51　显露因髋关节骨折/脱位损伤的坐骨神经。

必须小心地关闭切口,特殊情况下需要向外头侧重新连接臀大肌,可能用到 1~2 根引流管,记得闭合皮下组织层。

关键点:

- 必须谨慎地止血。
- 避免在臀上大血管上方牵拉。
- 确保肌肉重新连接上。

## 5.6.4 腘窝和下肢的胫神经和腓总神经

从腘窝上方做切口,避开褶皱,返回膝部下方的中线,下降到中线下约 10cm。抬高皮瓣。一定要小心保护腓肠神经,它从胫神经发出,下行到中线,初始紧贴深筋膜上方,并在小腿近端深入深筋膜。可见胫神经和腘动静脉位于中线上方,腓总神经在此平面转向外侧,紧贴股二头肌肌腱。在中线切除腓肠肌以显露下方的比目鱼肌,切除其以显露膝关节下方的神经血管。

在腓肠肌内侧头上方、跟腱内侧做一个弯曲或笔直的切口,显露小腿和脚踝后方的胫神经。显露腓肠肌内侧头并将其游离、向外侧牵拉,显露比目鱼肌中段。然后分开比目鱼肌腱弓内侧的"桥"和内侧起点。向外侧牵拉比目鱼肌,显露小腿深部的胫神经和血管(图 5.52)。

显露腓总神经必须从腘窝的切口向外侧发展,下行到小腿外侧并显露腓深神经(胫骨前)和腓浅神经,神经终止于腓骨颈下方。术者必须牢记腓总神经很接近腓骨头后方、腓骨颈外侧,很可能在最初做皮肤切口时就损伤了一部分。神经由覆盖股二头肌的筋膜包裹,在膝关节脱位时被股二头肌推离移位。

关键点:

- 腓肠神经和腓总神经是该显露术式的标识。
- 腓总神经贴近表皮,当膝关节脱位时被股二头肌向前推移。
- 与所有与神经相关的操作一样,从近端健康组织开始找到这些神经比较容易。

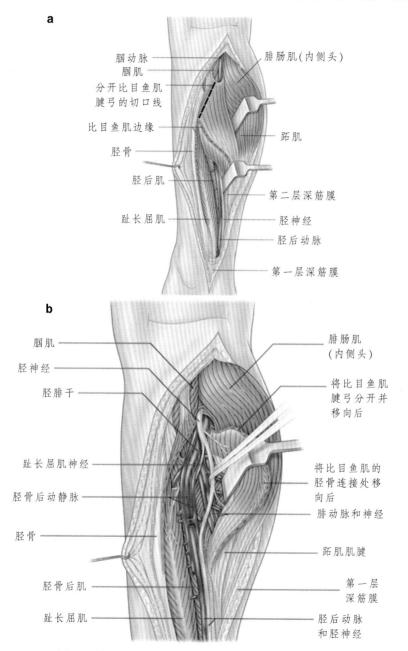

**a**

腘动脉
腘肌
分开比目鱼肌腱弓的切口线
比目鱼肌边缘
胫骨
胫后肌
趾长屈肌

腓肠肌（内侧头）
跖肌
第二层深筋膜
胫神经
胫后动脉
第一层深筋膜

**b**

腘肌
胫神经
胫腓干
趾长屈肌神经
胫骨后动静脉
胫骨
胫骨后肌
趾长屈肌

腓肠肌（内侧头）
将比目鱼肌腱弓分开并移向后
将比目鱼肌的胫骨连接处移向后
腓动脉和神经
跖肌肌腱
第一层深筋膜
胫后动脉和胫神经

图 5.52　显露小腿胫神经。(a)显露比目鱼肌及其分离线。(b)牵拉比目鱼肌，显露胫神经和血管。

## 5.6.5 胫神经下段和足底神经

很容易在脚踝中部、屈肌支持带上方、蹈指屈肌腱和足趾屈肌之间找到胫神经下段。分开屈肌支持带,将蹈展肌归位,可以追踪到足部的终末足底分支。蹈展肌之前已经在确认其上缘并从屈肌支持带远端的起始部分离。可在足底肌深层和浅层之间找到足底神经,其位于两条趾展肌和趾短屈肌、跖方肌和趾长屈肌之间的平面上(图 5.53)。

关键点:

● 注意保护足底神经,损伤神经会造成多种病症。

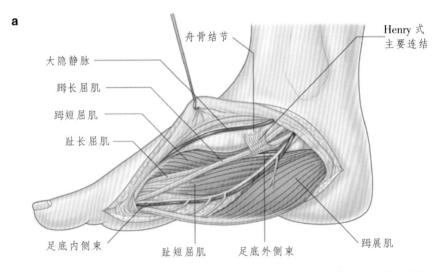

图 5.53 从内侧切口显露足底神经。(a)牵拉蹈展肌显露足底内侧神经。(b)分离蹈长屈肌肌腱,展开全部足底深间隔。(待续)

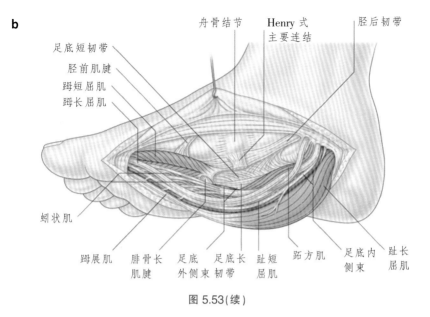

b

足底短韧带
胫前肌腱
蹈短屈肌
蹈长屈肌

舟骨结节　Henry 式　胫后韧带
主要连结

蚓状肌

蹈展肌　腓骨长　足底　足底长　趾短　跖方肌　足底内　趾长
　　　　肌腱　外侧束　韧带　屈肌　　　　　侧束　屈肌

图 5.53(续)

# 参考文献

1. Addas BMJ, Midha R. Nerve transfers for severe nerve injury. In: Spinner RJ, Winfree CJ, editors. Neurosurgery clinics: peripheral nerves: injuries. London: Philadelphia; 2009. p. 27–38.
2. Barros d'Sa AAB. A decade of missile-induced vascular trauma. Ann R Coll Surg Engl. 1982; 64:37–44. Hunterian Lecture. Delivered at the Royal Army Medical College on the 30 Apr 1980.
3. Birch R. Operating on nerves. In: Surgical disorders of the peripheral nerves. London: Springer; 2011. p. 231–302, Chapter 7.
4. Birch R. Pain. In: Surgical disorders of the peripheral nerves. London: Springer; 2011. p. 527–62, Chapter 12.
5. Birch R, Bonney G, Marshall RW. A surgical approach to the cervico-dorsal spine. J Bone Joint Surg Br. 1990;72B:904–7.
6. Birch R, Eardley W, Ramasamy A, Brown K, Shenoy R, et al. War nerve injuries part 1 – epidemiology: part II – outcomes. J Bone Joint Surg Br. 2012;94B:529–35.
7. Camp SJ, Milano R, Sinisi M. Intractable neurostenalgia of the ulnar nerve abolished by neurolysis 18 years after injury. J Hand Surg Eur Vol. 2008;33E:45–6.
8. De Ruiter GCW, Spinner RJ, Yaszmenski MJ, Windebank AJ, Malessy MJA. Nerve tubes for peripheral nerve repair. Neurosurg Clin N Am. 2009;20:91–106.
9. Dyck PJ, Dyck PJB, Engelstad J. Pathological alterations of nerves. In: Dyck PJ, Thomas PK, editors. Peripheral neuropathy. 4th ed. Philadelphia: Elsevier Saunders; 2005. p. 733–829, Chapter 32.
10. Fiolle J, Delmas J. In: Cumston CG (trans ed) The surgical exposure of the deep seated blood vessels. London: Heinemann; 1921. p. 61–7.

11. Hall SM. Biomaterials for the repair of peripheral nerves. In: Cellular response to biomaterials. Cambridge: Woodhead Publishing Ltd; 2009. p. 252–90, Chapter 11.
12. Hennen J. Principles of military surgery. 2nd ed. Edinburgh: A. Constable and Co.; 1820. p. 255–6.
13. Henry AK. Extensile exposure. 4th ed. Edinburgh: Churchill Livingstone; 1975.
14. Klenerman L. The Tourniquet manual – principles and practice. London: Springer; 2003.
15. Kline DG, Kott J, Barnes G, Bryant L. Exploration of selected brachial plexus lesions by the posterior subscapular approach. J Neurosurg. 1978;49:872–9.
16. Kline DG, Hudson AR, Kim DH. Ilioinguinal, iliohypogastric, genitofemoral and femoral nerves. In: Atlas of peripheral nerve surgery. Philadelphia: WB Saunders; 2001. p. 151–62.
17. Knight DMA, Birch R, Pringle J. Benign solitary schwannoma. A review of 234 cases. J Bone Joint Surg Br. 2007;89B:382–7.
18. Lundborg G, Dahlin L, Dohi D, Kanje M, Terad N. A new type of "bioartificial" nerve graft for bridging extended defects in nerves. J Hand Surg Br. 1997;22B:299–303.
19. MacCarty CS. Two-stage autograft for repair of extensive damage to sciatic nerve. J Neurosurg. 1951;8:319.
20. Ochiai N, Nagano A, Mikam V, Yamamoto S. Full exposure of the axillary and suprascapular nerves. J Bone Joint Surg Br. 1997;79B:532–3.
21. Orgell MG. Epineurial versus perineurial repair of peripheral nerves. In: Tertzis JK, editor. Microreconstruction of nerve injuries. London: WB Saunders; 1987. p. 97–100.
22. Pereira JH, Palande DD, Narayanakumar TS, Subramian AS, Gschmeissner S, Wilkinson M. Nerve repair of denatured muscle autografts promotes sustained sensory recovery in leprosy. J Bone Joint Surg Br. 2008;90B:220–4.
23. Petrie A. Statistics in orthopaedic papers. J Bone Joint Surg Br. 2006;88B:1121–36.
24. Seddon HJ. The use of autogenous grafts for the repair of large gaps in peripheral nerves. Br J Surg. 1947;35:151–67.
25. Spinner RJ. Operative care and technique. In: Kim DH, Midha R, Murovic JA, Spinner RJ, editors. Kline and Hudson's nerve injuries. 2nd ed. Philadelphia: Saunders Elsevier; 2008. p. 87–106, Chapter 6.
26. Strange FGC. An operation for pedicle nerve grafting. Br J Surg. 1947;34:423–5.
27. Thomas M, Stirrat A, Birch R, Glasby M. Freeze thawed muscle grafting for painful cutaneous neuromas. J Bone Joint Surg Br. 1994;76:474–6.
28. Young JZ, Medawar PB. Fibrin suture of peripheral nerves. Lancet. 1940;2:126.

# 索　引

# 这不仅是一本医学专著
# 更是读者的高效阅读解决方案

建议配合二维码使用本书

## 【本书配有读者交流群】

读者入群可与书友分享阅读本书的心得体会和周围神经损伤相关知识，提升业务水平。

## 【特配资源】

**推荐书单：**点击后可获取更多神经学和骨科学图书推荐。

## 【入群步骤】

（ 第一步 ）微信扫码。

（ 第二步 ）根据提示加入交流群。

（ 第三步 ）可在群内发表读书心得，与书友交流专业医学知识。

微信扫码入群